REMEDIOS CASEROS

QUE CURAN CASI TODO

1a. edición, junio 2003.
2a. edición, octubre 2004.
3a. edición, noviembre 2005.
4a. edición, agosto 2007.

©   *Remedios Caseros*

©   Derechos de edición y traducción cedidos por:
Latinoamericana Editora S.A., Buenos Aires, Argentina.

©   2007, Grupo Editorial Tomo, S.A. de C.V.
Nicolás San Juan 1043, Col. Del Valle
03100 México, D.F.
Tels. 5575-6615, 5575-8701 y 5575-0186
Fax. 5575-6695
http://www.grupotomo.com.mx
ISBN: 970-666-740-7
Miembro de la Cámara Nacional
de la Industria Editorial No 2961

Diseño de Portada: Trilce Romero
Supervisor de producción: Leonardo Figueroa

Impreso en México - *Printed in Mexico*

Sección

1

Los remedios eternos

Introducción

La vigencia de la medicina natural

Desde siempre el hombre ha tenido que enfrentarse al dolor y la enfermedad. Más allá de los intentos mágicos por devolver la salud, sus experimentos para combatir distintas afecciones nos ha dejado un legado de conocimientos médicos que hoy, afortunadamente, vuelven a tenerse en cuenta.

Si bien en la actualidad la ciencia posee un gran desarrollo tecnológico para resolver los problemas de salud, sus soluciones suelen tener efectos secundarios no deseados u ofrecen tratamientos, a veces, demasiado agresivos.

No es raro que la pastilla recetada contra cierta enfermedad pueda provocarnos otra. No todo son grageas, píldoras y comprimidos de distinto tamaño y color. Existen múltiples maneras de combatir el dolor y la enfermedad sin empacharse de analgésicos, sedantes, antihistamínicos o antibióticos.

Un dato pequeño no tan pequeño: el 50 por ciento de los principios activos de los medicamentos provienen de la selva tropical; y se calcula que hay más de 25.000 especies desconocidas aún no estudiadas. En la actualidad se están llevando a cabo gran número de expediciones científicas para desentrañar los valores terapéuticos de esas especies, antes que sea demasiado tarde y se pierdan para siempre. Así también terapias antiquísimas recobran su valor en un intento de alcanzar la curación con métodos probados con la experiencia. Así, los métodos como la hidroterapia, la talasoterapia, la aromaterapia, la digitopuntura, la reflexología, la homeopatía y la acupuntura son sólo algunas de la gran variedad de medicinas alternativas que ponen a nuestro alcance el alivio al dolor y a la enfermedad. ¿Si son conocidas? ¿Si están probadas? Tanto las hierbas medicinales como las terapias alternativas que acabamos de mencionar tienen no sólo años sino siglos y aun milenios de uso efectivo. Su efecto especial es que son capaces de combatir dolores y afecciones de una manera natural e inocua, sin efectos secundarios. Se valen de sustancias que provienen de los tres reinos de la Naturaleza: el vegetal, el animal y el mineral. Así, estos métodos emplean hierbas, agua, aceites, esencias, arcilla y polvos. También trabajan mediante masajes de distinto tipo o técnicas de relajación. Ocurre que muchas veces una afección no sólo es un problema de salud, sino que también una protesta del cuerpo ante un exceso de trabajo, nervios o estrés. Cuerpo y psiquis no se pueden separar -un precepto que sí sostiene la medicina alopática- y hay pruebas abrumadoras de que existen las llamadas enfermedades psicosomáticas, es decir, una manifestación corporal de un problema que afecta la psiquis de la persona que la padece.

Finalmente, y luego de muchas investigaciones se ha llegado a la conclusión de que gran parte de los remedios caseros a los que ha recurrido el hombre a lo largo de los siglos tienen efectos positivos que pueden ser comprobados científicamente. Por eso, después de varias décadas de invertir miles de millones de dólares en la síntesis de drogas en un laboratorio, los investigadores han descubierto que es mucho más sencillo -y económico- buscar los medicamentos en el mundo vegetal. Es por eso también que han comenzado a tener más valor e importancia las medicinas alternativas, como una manera mucho menos agresiva y más natural de curar diversas afecciones. ¿Necesita pruebas? Son cada vez más los médicos alopáticos que deciden no prescribir demasiados medicamentos y más de una vez echan mano a los remedios caseros para mejorar pequeñas dolencias cotidianas. En todo el mundo, el uso indiscriminado de antibióticos ha provocado un gigantesco avance de las superbacterias (nos referimos a los microorganismos que provocan las mismas afecciones de siempre pero que ahora son inmunes a los medicamentos). Esto ha llevado, en muchos casos, a replantear la cura de un resfrío común. Los médicos europeos prefieren dar remedios caseros antes que antibióticos. Lo que se busca es fortalecer el sistema inmunológico para que el paciente pueda hacer frente por sí mismo a la infección. Tal vez en estos nuevos conceptos encuentre la causa de que los médicos no receten tantos medicamentos como lo hacían antes y prescriban sólo aspirinas y mucha agua para ayudar a sobrellevar una gripe.

Las cosas están cambiando. Por eso, en este nuevo libro que auspicia BUENA SALUD presentamos una inmensa serie de recetas infalibles para aliviar, combatir y curar las enfermedades, malestares, dolores o problemas comunes de la vida cotidiana, de un modo completamente efectivo, práctico y natural. Mencionamos los mejores métodos que usted puede utilizar para mejorar esas dolencias en su hogar. Le explicamos detalladamente cómo hacer uso de cada técnica, en qué casos usarla, cuándo está contraindicada y, como final, le ofrecemos 100 consejos para aprovechar completamente estos conocimientos de la medicina natural.

A partir del punto final de este libro su salud se encuentra literalmente en sus manos. Será un excelente manual de consulta donde usted podrá eoncontrar fácilmente el tratamiento más efectivo y práctico para cada una de las molestias y afecciones que puedan perturbar su salud y la de su familia. Tenga este libro como un compañero inseparable, siempre a mano en su biblioteca.... o directamente en el botiquín.

Capítulo 1

Las medicinas
de la antigüedad

Desde su aparición sobre la Tierra, hace aproximadamente quinientos mil años, los seres humanos han tenido que enfrentarse al dolor, las enfermedades y la muerte con los más diversos recursos. Hierbas, raíces, alimentos, preparados, infusiones y métodos terapéuticos nacidos de la experiencia constituían la rudimentaria pero efectiva lista de remedios con la que los hombres combatían las habituales perturbaciones orgánicas que los asolaban.

Hay tablillas de barro desenterradas en Babilonia y papiros extraídos de tumbas egipcias que reflejan los métodos terapéuticos usados hace 4.000 años para curar los cuerpos y las almas de los enfermos, muchos de los cuales -algunos con ligeras variantes- tienen, hoy, la misma vigencia que entonces.

Así, por ejemplo, los antiguos sacerdotes de Babilonia hicieron un registro de los métodos que utilizaban para evitar los nocivos efectos de las picaduras de insectos y mordeduras de serpientes venenosas, a base de ungüentos. También reseñaron los síntomas de diferentes enfermedades, el remedio para sanarlas, el procedimiento para la fabricación del medicamento y la forma de suministrarlo, como si se tratara de los prospectos farmacológicos que acompañan a los medicamentos actuales. Las medicinas podían ser untadas sobre las heridas, ingeridas con los alimentos y hasta dosificadas en forma de píldoras. Otros *"adelantos"* conocidos y desarrollados por los médicos babilónicos eran los tampones y supositorios, la preparación de cataplasmas, los baños de vapor y los vomitivos para las intoxicaciones, todos recursos empleados incluso en nuestros días.

Durante los años del Imperio Antiguo -2670 a 2140 antes de Cristo-, los egipcios ya aplicaban tablillas de madera a los huesos fracturados, para que soldasen con mayor facilidad, y luego los vendaban con lino. Otra técnica empleada para el tratamiento de las quebraduras consistía en inmovilizar la zona lastimada, para después aplicar un vendaje rígido hecho a base de ingredientes como harina y miel, que tras secarse adquiría la forma de una cubierta dura. Sin duda alguna, fueron el antecedente de los yesos que hoy se utilizan.

Más tarde, los griegos también desarrollaron su arte de curar, pero enfocado desde el punto de vista de la medicina preventiva, ya que cultivaban la vida sana, el ejercicio físico y la higiene corporal como medio para alejar las enfermedades. De todos modos, tenían sus propias curas que consistían en recetas elaboradas en base a mezclas de hierbas con sustancias animales que podían ser aplicadas en forma de pomadas, colirios, comprimidos o baños. Y -como los egipcios y luego los romanos- los griegos practicaron efectivos controles de la natalidad mediante la utilización de preparados caseros, que arrojaban excelentes resultados anticonceptivos, aun cuando en ciertos casos provocaran lisa y llanamente la interrupción del embarazo. En los antiguos papiros egipcios se puede leer un informe acerca de un preparado de savia de acacia, fibras vegetales y miel que se colocaba en la vagina y tenía efectos espermicidas.

Como es fácil suponer, el recetario farmacológico predominante en aquellos tiempos se basaba en hierbas y raíces que se administraban de las formas más diversas: como infusiones, mezclas, jarabes, píldoras, electuarios (papillas), ungüentos, emplastos, polvo vulnerario para llevar, vapores, lavativas para uso exterior o enemas e inclusive como sustancias para fumar.

Los romanos, otra de las grandes civilizaciones de la antigüedad, eran partidarios de los baños de distinto tipo para aliviar algunas dolencias, práctica que aún hoy es valorada en todo el mundo. El agua, pensaban, poseía excelentes propiedades curativas, de modo tal que cada ciudadano romano tenía derecho -a cambio de una módica suma de dinero- a acceder a los baños públicos.

El tratamiento comenzaba con una inmersión en agua tibia, luego se pasaba al *caldarium*, donde se transpiraba con el calor de las aguas termales y, finalmente, había que someterse al baño helado en las piletas colectivas, con capacidad de hasta 1.500 personas. Esta ceremonia higiénica se usaba tanto en la curación como en la prevención de todo tipo de malestares. Los romanos, además, conocían los beneficios de las aguas termales con un alto contenido de azufre y los baños marinos, importantes por su alto contenido de yodo.

Así también, la anestesia que se emplea en la actualidad tiene sus antepasados. A fines del siglo diez después de Cristo ya se empleaban esponjas somníferas en el monasterio de Montecasino. La receta estaba conformada por media onza de semillas de opio, ocho onzas de extracto de hojas de mandrágora y tres onzas de extracto de hoja de cicuta, que se disolvían en una buena cantidad de agua. Luego se sumergía una esponja en ese líquido, se secaba y se la hacía aspirar al enfermo para adormecerlo. El oftalmólogo musulmán Jesús Haly, por su parte, tranquilizaba a sus pacientes con jarabe de amapola antes de una operación de cataratas.

Como se puede apreciar, el hombre siempre se las ingenió para curarse mediante el empleo de lo que la misma naturaleza le ofrecía y su ingenio le sugería. Así pudo crear paso a paso una ciencia que cada vez cobró mayor relevancia: la Medicina. Sin embargo, es fácil darse cuenta que los remedios que hoy se utilizan tienen su antepasado. Por ejemplo, la aspirina tiene su origen en el tallo de los sauces y lo que hoy llamamos hidroterapia es lo mismo que hacían los romanos en sus baños públicos. Si fue posible para el hombre perpetuar su vida hasta nuestros días con el auxilio de aquellos sencillos métodos curativos, será cuestión de volver a tenerlos en cuenta y aprender a curar nuestras dolencias con los aportes de las plantas y las terapias más antiguas y también reconocidas. Todo pasa por volver a las raíces.

Capítulo 2

Los remedios que sobreviven en la actualidad

El origen de muchas terapias y medicamentos se remonta a los principios de la Humanidad. Seguramente de lo que primero echó mano el hombre para curarse de sus dolencias fueron las plantas. Poco a poco fue reconociendo y distinguiendo sus efectos. Sus poderosos beneficios llegan hasta hoy, en que la moderna farmacología no puede negar el origen natural de remedios tan cotidianos como la aspirina; hasta el taxol, una sustancia que se obtiene del tejo americano y se emplea en el tratamiento contra distintos tipos de cáncer de la mujer.

Aunque en la actualidad las drogas de origen sintético son las que dominan el mercado, numerosos medicamentos se siguen elaborando a partir de sustancias naturales presentes en las plantas, debido a que muchos de los principios activos que poseen son difíciles de sintetizar químicamente. Para muestra valen algunos ejemplos de lo que la naturaleza es capaz de ofrecer:

Quinina

Origen natural: corteza del árbol de quina, que contiene más de 20 alcaloides o sustancias vegetales nitrogenadas.

Propiedades: Contra la malaria y el paludismo. También tiene acciones sobre el sistema nervioso central, el sistema cardiovascular y el tracto gastrointestinal.

Quinidina

Origen natural: como la quinina, se encuentra en la corteza de quina y otras plantas del género de la chinchona.

Propiedades: fundamentalmente cardiodepresora. Es útil en las enfermedades cardiovasculares, como las arritmias cardíacas, y para contrarrestar la malaria.

Acido acetilsalicílico (aspirina)

Origen natural: corteza de sauce, del cual se extrae un glucósido amargo llamado salicina. Actualmente su fórmula ha sido mejorada y hoy se fabrica a partir de la síntesis química.

Propiedades: analgésica (cefaleas, mialgias, neuralgias y astralgias), antiinflamatoria y antipirética (disminuye la temperatura corporal elevada). Además estimula la respiración, directa e indirectamente.

Ginseng

Origen natural: del panax ginseng.

Propiedades: se lo considera un excelente revitalizante, afrodisíaco y estimulante del apetito sexual.

Atropina y mescopolamina

Origen natural: belladona y plantas solanáceas.

Propiedades: ambos son alcaloides. Mientras la atropina actúa sobre el corazón, intestinos y músculo bronquial, estimulando la médula y los centros cerebrales superiores, la mescopolamina tiene efectos terapéuticos sobre el iris y las glándulas secretoras, salivales, bronquiales y sudoríparas, además de causar somnolencia, euforia, amnesia, fatiga y sueños tranquilos, con reducción del REM (movimiento rápido del ojo). Asimismo, los alcaloides de la belladona se usan desde hace tiempo en el mal de Parkinson.

Taxol

Origen natural: corteza y hojas del taxus (un árbol, el tejo americano).

Propiedades: se lo utiliza en la terapéutica del cáncer de ovario en estado avanzado.

Digital y glucósidos cardíacos afines

Origen natural: semillas y hojas secas de digitalis purpúrea, digitalis lanata y estrofanto.

Propiedades: cardiotónicas e ionotrónicas: incrementan la contracción del músculo cardíaco y la circulación sanguínea en los pacientes con insuficiencia cardíaca congestiva.

Extracto fluido de castaño de Indias

Origen natural: corteza de semillas y ramas de la planta homónima.

Propiedades: astringente y antidiarreico. Es efectivo en los casos de várices, hemorroides, úlceras varicosas y flebitis.

Anticonceptivos

Origen natural: zarzaparrilla, ñame y plantas dioscoreáceas.

Propiedades: actúan en la detención del proceso de fecundación entre espermatozoide y óvulo.

Corticoides

Origen natural: Si bien los corticoides los segrega el cuerpo a través de las glándulas suprarrenales, existen algunas especies vegetales (el grupo de los cactus, leguminosas y el cardo mariano) de las que se extrae una sustancia que por medio de la biotecnología se transforma en corticoides para uso farmacéutico.

Propiedades: son utilizados en los casos de inflamaciones, estrés, alergias, fibrosis pulmonar, colitis ulcerosa y artritis gotosa. Es un muy buen inmunosupresor.

Polen

Origen natural: especies anemófilas y gramíneas, por ejemplo, de pinos y ciertos pastos verdes.

Propiedades: antiprostáticas.

Morfina

Origen natural: aunque se la puede sintetizar químicamente, todavía se la obtiene del opio. Este alcaloide, a su vez, se extrae del exudado lechoso de las cápsulas inmaduras de la amapola.

Propiedades: analgésico y calmante.

Hepatoprotectores

Origen natural: carqueja y alcaucil.

Propiedades: ejercen una influencia favorable sobre el hígado y, obviamente, sobre el metabolismo digestivo. También son excelentes antioxidantes.

Estricnina

Origen natural: semilla de nux vomica, un árbol nativo de la India.

Propiedades: estimulante del sistema nervioso central. Produce excitación, bloquea la inhibición y es un poderoso convulsivante. En otras dosis se lo utiliza como veneno.

LOS FARMACOS DEL MAÑANA

Luego de semejante catálogo de medicamentos que tienen sus principios activos en el reino vegetal, cabe preguntarse:¿La salud está en las plantas? La respuesta es sí, y mucho más de lo que se piensa.

En la actualidad, después de varias décadas de invertir miles de millones de dólares en la síntesis de drogas en el laboratorio, los investigadores descubrieron que es mucho más sencillo -y económico- buscar principios activos en vegetales. *"Una cuarta parte de todas las recetas que los médicos extienden en los Estados Unidos tienen su origen en medicamentos vegetales, pero sólo el uno por ciento de las plantas más conocidas del mundo han sido analizadas para descubrir nuevos principios curativos",* dice el doctor Michael Balick, director del Instituto de Economía Botánica del Jardín Botánico de Nueva York, en declaraciones al diario *"Los Angeles Times".* Por lo tanto, las excursiones científicas a los bosques y a las selvas han comenzado a multiplicarse en todo el mundo. Hay que desentrañar las respuestas a los problemas de salud que se esconden tras las hojas de la selva antes que la extinción nos prive de secretos valiosos. La idea es una vuelta a la naturaleza, como en los viejos tiempos, a buscar allí las medicinas más económicas y naturales... antes de que sea tarde.

Capítulo 3

Las curas caseras que realmente son efectivas

Nadie conoce su propio cuerpo como uno mismo. Cada uno sabe si el estornudo fue por un resfrío o porque el polvo que se levantó al barrer nos produjo una reacción alérgica. Cada uno de nosotros sabe también si el dolor en las piernas se debe a una larga caminata, un exceso en el gimnasio o várices. Así también ocurre con las maneras de aliviar las propias afecciones. Todos sabemos cómo curar estos problemas cotidianos de salud: con los "*remedios de la abuela*". Así, tomaremos manzanilla para conciliar el sueño, aplicaremos manteca en las quemaduras o té en los ojos para aliviarlos, todo será según la afección, pero seguramente siempre existirá un remedio casero efectivo y sencillo para cada caso.

Teniendo en cuenta que todo el mundo tiene -por decirlo de algún modo- su "*medicina casera*", una importante Universidad americana resolvió investigar cuáles de esos remedios eran los más efectivos. Así encuestó a 5.000 personas para saber cuáles eran las mejores maneras caseras de aliviar los dolores, afecciones cotidianas y problemas de ánimo. Luego del estudio -que se realizó en 4 partes- se llegó a los siguientes porcentajes de efectividad:

LOS 10 MEJORES VEGETALES

1.- Gel de aloe vera usado en forma de tópico para las

quemaduras menores (87 %)

2.- Jugo de arándano para las infecciones urinarias (78 %)

3.- Ajo para el resfrío o las infecciones (71%)

4.- Ajo para bajar la presión alta (70%)

5.- Ajo para reducir el colesterol (68 %)

6.- Clavo de olor aplicado en forma de tópico para los dolores de dientes y muelas (68 %)

7.- Cerezas para la gota (67 %)

8.- Jengibre para prevenir las náuseas o mareos (67 %)

9.- Menta para los gases o molestias estomacales (63 %)

10.- Manzanilla (té) para conciliar el sueño (55 %)

LAS 11 CLAVES DE LA SALUD

1.- Salvado u otro cereal rico en fibras para combatir la constipación (86 %)

2.- Dieta baja en grasas para disminuir el peso corporal (82 %)

3.- Dieta baja en grasas para disminuir el colesterol (82 %)

4.- Dieta baja en cafeína para reducir la ansiedad (79 %)

5.- Dieta baja en sodio para reducir la presión sanguínea (77 %)

6.- Otros alimentos ricos en fibras para reducir el colesterol (75 %)

7.- Sopa de pollo para la congestión o resfríos (70 %)

8.- Salvado de avena para reducir el colesterol (67 %)

9.- Yogur para los resfríos (69 %)

10.- Bananas para la diarrea (66 %)

12.- Pescado o aceite de pescado para problemas circulatorios y de artritis (63 %)

18 VITAMINAS Y MINERALES TERAPEUTICOS

1.- Vitamina C para prevenir resfríos o infecciones (78%)

2.- Vitamina C para las encías que sangran (77%)

3.- Vitamina E para los problemas circulatorios (76 %)

4.- Vitamina C para reducir los síntomas o la duración de los resfríos o una infección.(76 %)

5.- Calcio para aliviar calambres musculares o espasmos (73%)

6.- Vitamina E para calambres en las piernas (73%)

7.- Vitamina C para problemas circulatorios (72%)

8.- Calcio para el dolor de huesos y articulaciones (71 %)

9.- Zinc para la transpiración excesiva (68%)

10.- Magnesio y/o vitamina B6 para prevenir piedras en los riñones.(68%)

11.- Zinc (pasta) usado en forma de tópico para calmar irritaciones en la piel y picaduras de avispas (68 %)

12.- Vitamina B6 para el síndrome del túnel carpiano (*) (66%).

13.- Vitamina D para el dolor de huesos y articulaciones (60%)

14.- Calcio para reducir la hipertensión (55%)

15.- Calcio para los dolores premenstruales(51%)

16.- Calcio para aliviar encías o dolores de muelas (53%)

17.- Vitamina E en forma de tópico para eliminar verrugas (49%)

18.- Vitamina E para los síntomas de la enfermedad de Parkinson (43%)

LOS 15 SUPER REMEDIOS PARA EL CUERPO Y LA MENTE

Ejercicios emocionales o mentales

1.- Mascotas para superar la soledad y el estrés (87 %)

2.- Rezar para aliviar la tensión y el estrés (86 %)

* Afección que ataca principalmente a tipeadores, empaquetadores y escritores. Sus síntomas son dolores en la muñeca que a veces se extiende a los dedos de la mano y brazos.

3.- Música para la tensión y el estrés (82 %)
4.- Terapia de contacto para superar la tensión y el estrés (78 %)
5.- Meditación para aliviar la tensión y el estrés (77 %).
6.- Visualización para superar problemas físicos o emocionales (65%)
7.- Hipnosis par aliviar problemas físicos o emocionales.

Ejercicios físicos

8.- Caminar para combatir las tensiones o la depresión (89 %)
9.- Caminar para aliviar problemas circulatorios (85 %)
10.- Caminar para perder peso (80 %)
11.- Caminar para disminuir la presión arterial (79 %)
12.- Nadar o hacer ejercicios en el agua para aliviar la artritis (77%)
13.- Entrenamiento de fuerza (pesas y máquinas) para incrementar la energía (76 %)
14.- Caminar para aliviar el dolor de espalda (73 %)
15.- Yoga para aliviar los dolores del cuerpo en general (63%).

Sección

2

Una medicina
nada tradicional

Introducción

Los mejores
métodos naturales

Las plantas medicinales, los masajes, la digitopuntura, las compresas, los fomentos, los baños, las inhalaciones, la aromaterapia o los remedios homeopáticos, son herramientas de las que el hombre dispone para calmar los dolores, aliviar molestias, aplicar los primeros auxilios ante una afección y hasta curar enfermedades. Son armas poderosas porque son capaces de devolvernos la salud; son efectivas porque así lo han demostrado en múltiples oportunidades y con porcentajes muy altos; son inofensivas porque sus medicinas son elementos básicos de la naturaleza: hierbas, agua, aceites, esencias; y están vigentes, como lo vimos en las estadísticas que presentamos unas páginas atrás. La gente los usa porque ofrecen buenos resultados en poco tiempo y no traen efectos indeseados.

Quizá conozcamos más unos que otros. Probablemente usted acuda con mayor frecuencia a las plantas medicinales o sea devoto de los remedios homeopáticos. Todo depende de los resultados que haya obtenido. Sin embargo, en este capítulo queremos que usted conozca a fondo otros métodos tan fáciles de aplicar y tan buenos como los nombrados. La digitopuntura, los automasajes, los tratamientos para músculos y articulaciones pueden ser técnicas muy útiles tanto si sufre de dolores en el cuerpo debido a una lesión deportiva o un mal movimiento, como si padece artritis.

El control de la alimentación es fundamental a la hora de frenar procesos de dolor e inflamación. Además, una serie de alimentos tienen el poder de prevenir enfermedades tan serias como las de coronarias y cáncer.

Otra arma letal de la que usted dispone para defender su cuerpo es el agua. ¿De qué se trata? De uno de los métodos más antiguos y más beneficiosos de los que ha echado mano el hombre para aliviarse: la hidroterapia. En ella podemos incluir desde las compresas hasta las gárgaras pasando por las inhalaciones y los baños de asiento. Realmente un espectro amplísimo de aplicaciones que tiene como ingrediente básico el agua, tan sencilla y natural como es.

Además la acupuntura, la osteopatía, la moxibustión, las técnicas para reducir el estrés (y así aliviar dolores), la visualización y las técnicas de respiración son armas defensoras de las que usted también dispone para dotar a su cuerpo del máximo de energías y bienestar. En esta sección nos dedicaremos a ellas en profundidad para que usted pueda conocer todos los recursos con los que cuenta para sentirse siempre bien y saludable, sin salir de su hogar.

Capítulo 4

El poder de las plantas medicinales

Si bien son múltiples los remedios y medicamentos que la medicina ha logrado desarrollar a partir del crecimiento de la industria farmacológica, no es menos cierto que la mayoría de esas curas provienen de la Madre Naturaleza.

No existe farmacia más generosa que el reino vegetal. Un 50 por ciento de los remedios conocidos por el hombre provienen de la selva tropical. Más de diez mil especies de plantas son usadas en la actualidad con fines terapéuticos y numerosos medicamentos se elaboran a partir de los principios activos de muchas de ellas. En las selvas tropicales de Asia y América puede encontrarse, por ejemplo, la respuesta farmacológica a la mayoría de las enfermedades que afectan al hombre. Se calcula, como ya hemos dicho, que hay más de 25.000 especies desconocidas que poseen algún principio curativo. En un estudio realizado hace dos años en el Amazonas, con las poblaciones de jíbaros, se comprobó que las distintas tribus usan una herboristería de más de cien especies con las que tratan efectivamente entre otros males: irritaciones cutáneas, infartos, afecciones pulmonares y -según se informó- hasta cáncer de piel. En la naturaleza podemos encontrar un remedio para cada mal, como veremos a continuación.

Por su innumerable variedad, tratar de clasificar a la totalidad de las plantas medicinales es una tarea casi imposible. No obstante, aquí se muestran sus principales propiedades terapéuticas y, a modo de ejemplo, algunos de los vegetales que integran cada clase.

Analgésicas. Son capaces de actuar sobre algunos dolores, atenuándolos (saúco, cardo santo, mejorana).

Antieméticas. Son capaces de detener los vómitos (eneldo, gordolobo, maravilla).

Antiespasmódicas. Suprimen los estados espasmódicos (manzanilla, comino, menta, azafrán).

Antigalactógenas. Interrumpen la lactancia (helenio, caña, nogal).

Antihelmínticas. Son capaces de ejercer una acción antagónica frente a los diferentes parásitos intestinales y provocar su expulsión (ajo, ajenjo, nuez).

Antisudoríficas. Contrarrestan los estados de sudoración excesiva (salvia, encina, abedul).

Astringentes. Tienen la propiedad de estrechar y contraer los tejidos y los capilares, acción que determina una disminución de las secreciones glandulares y mucosas. En este grupo se distinguen las antidiarreicas (membrillo, rosal silvestre, níspero) y las antidisentéricas (corteza fresca de higuera, manzanilla, manzana).

Bacteriostáticas. Su acción terapéutica impide la división bacteriana. Se dividen en antisépticas (helenio, limón, eucalipto, laurel, orégano, cebolla) y antibióticas (ajo, tomate, papa).

Béquicas. Inhiben las afecciones de las vías respiratorias (orégano, malvavisco, regaliz, eucalipto).

Cardiotónicas. Los principales fármacos tónicos miocárdicos son de origen vegetal. Estas plantas, tan valiosas en terapéutica cardiovascular, contienen cada una de las sustancias especialmente activas que ejercen sobre el corazón efectos beneficiosos (purpúrea, lanata, estrofanto, laurel rosa, alcanfor, romero, salvia).

Colagogas y coleréticas. Las primeras estimulan la actividad de las vías biliares, facilitando con ello el vaciamiento de la bilis, mientras que las segundas ejercen una acción más directa sobre la secreción biliar a nivel de las células hepáticas (alcaucil, boldo, achicoria, diente de león, romero).

Depurativas. Tienen la virtud de depurar la sangre mediante la estimulación de los riñones, los órganos hepáticos y el intestino (berro, olmo, zarzaparrilla, saponaria, salvia).

Diuréticas. Tienden a favorecer el funcionamiento renal y producen la eliminación del exceso de agua en el organismo (apio silvestre, espárrago, hinojo, perejil, borraja).

Emenagogas. Producen, facilitan o restablecen el flujo menstrual (manzanilla, romero, azafrán, salvia).

Eméticas. Provocan el vómito con una finalidad terapéutica (lirio, saúco, violeta).

Estimulantes. Su efecto principal es activar la mayoría de las funciones orgánicas (eneldo, café, canela, jengibre, nuez moscada, orégano, perejil, vainilla).

Febrífugas. Hacen descender la temperatura corporal (ajenjo, manzanilla, cardo santo, corteza de quinina).

Galactogénicas o galactogogas. Favorecen la lactancia (anís, albahaca, comino, hinojo, malta).

Hemostáticas. Facilitan la detención de las hemorragias (cardo mariano, corteza de algodonero, pimienta acuática, vid).

Hipertensivas. Elevan la tensión arterial cuando ésta es inferior a la normal (espino albar, avellana, romero).

Hipoglucemiantes. Su acción terapéutica provoca el descenso de la glucosa en la sangre (berro, eucalipto, cebolla, salvia, valeriana).

Hipotensoras. Disminuyen la tensión arterial cuando ésta es superior a la normal (ajo, fumaria, muérdago, hojas de olivo).

Laxantes. Actúan sobre el estreñimiento (rosal silvestre,

fresno, malva, salvado, violeta).

Sedantes. Son las que tienen efectos calmantes y tienden a moderar la actividad del organismo (albahaca, tilo, valeriana).

Somníferas. Por su ligero efecto hipnótico suelen inducir al sueño (naranjo dulce, lúpulo, tilo).

Tónicas. Fortalecen o incrementan la actividad de las funciones orgánicas. Se dividen en tónicas estomacales (ajenjo, alcaucil, achicoria), tónicas astringentes (membrillo, nogal, verónica), tónicas venosas (cardo mariano, vid, hiedra, avellano) y tónicas nerviosas (romero, tomillo, nogal, salvia).

Tópicas. Son las que tienen aplicaciones externas para tratar diferentes afecciones de la piel (lino, mostaza, ajo, manzanilla, saúco, nuez negra, menta piperita, sauce, zanahoria, helenio).

EL JARDIN DE LA SALUD

Como puede apreciarse, el reino vegetal puede hacer muchísimo por nosotros. Quizás hasta valga la pena destinar algunas macetas de nuestra casa al cultivo de plantas medicinales que nos sean efectivas y utilicemos a menudo. Recuerde que sólo necesitan sol, aire y regado ya que suelen ser plantas silvestres que se crían en los campos, por lo tanto, no requieren mayores cuidados y pueden desarrollarse tanto en tierra como en macetas, en balcones como en terrazas. La forma más simple de tener un jardín de hierbas en su propia casa es comprar los plantines en un vivero y trasplantarlos al terreno elegido luego de que los días más fríos ya hayan pasado. Un suelo rico, neutro y bien drenado es ideal para estas especies. Si todo el lugar del que usted dispone es el alféizar de su ventana, cultive allí manzanilla, menta y tomillo junto a otros antioxidantes culinarios como el orégano, la salvia y el romero. Así, cuando quiera hacerse un té de menta o sazonar sus comidas podrá cortar usted mismo las hojas y disfrutar de la hierba de una manera fresca y natural.

LA MEJOR MANERA DE UTILIZARLAS

Una de las reglas fundamentales es perder el menor tiempo posible entre el momento en que se cortan las hojas o la parte utilizable de la hierba medicinal y la preparación de la infusión o tisana. De esta manera los buenos efectos de la planta se aprovechan al máximo. También se pueden dejar secar sus hojas colgadas en ramitos o en bolsas de papel. De esta manera su sabor y sus poderes curativos se intensifican notablemente. Aunque algunas veces las hierbas se utilizan directamente para tratar determinados problemas de salud, lo mejor es comenzar a introducirlas en la dieta diaria como un medio preventivo, algo así como una vacuna de buena salud.

Beber un té de hierbas es una de las maneras más fáciles de sacarles provecho. Sin embargo, también se las puede agregar en los jugos de frutas, preparar infusiones frías o calientes, utilizarlas en forma de compresas, tinturas, gárgaras, buches, jarabes, polvos medicinales y hasta en ungüentos y pomadas. ¿De qué manera? Veamos:

LOS 10 USOS DE LAS HIERBAS MEDICINALES

1. TE

Tisana: Hierva el agua y agregue 1 o 2 cucharaditas (té) de hierbas secas o frescas por cada taza de agua, tapando inmediatamente el recipiente. Hierva de 3 a 5 minutos y retire del fuego. Luego de unos minutos de reposo, cuele y beba sin endulzar de 3 a 5 tazas diarias.

Infusión: Agregue agua hirviendo sobre las hierbas secas o frescas en una proporción de 1 o 2 cucharaditas (de té) por cada taza de agua. Tape y deje reposar de 5 a 10 minutos. Luego tome el té, preferentemente sin endulzar, 3 a 5 tazas por día. Este modo de preparación está indicado para las partes tiernas de la planta. Si utiliza semillas, troncos o raíces, pique todo finamente y el tiempo de reposo en agua hirviendo deberá ser de 30 minutos.

Maceración: Remoje 1 o 2 cucharaditas (de té) de hierbas secas o frescas por cada taza de agua durante unas 12 a 18 horas para las partes más delicadas de la planta (flores y hojas), de 18 a 24 horas para las partes duras y deje a temperatura ambiente. Luego de ese lapso, caliente suavemente, cuele y beba sin endulzar. (Método especialmente indicado para plantas ricas en aceites esenciales, lo que les permite aprovechar las vitaminas y minerales contenidos en la hierba).

Decocción: En un recipiente de loza o vidrio coloque agua fría y 1 o 2 cucharaditas (de té) de hierbas secas o frescas en la proporción señalada anteriormente. Lleve a fuego lento y cocine de 10 a 30 minutos. Deje en reposo por algunos minutos, cuele y beba el té sin endulzar de 3 a 5 veces por día. (Método especialmente indicado para las partes duras de la planta, que liberan de manera más difícil sus principios activos).

2. BAÑOS DE HIERBAS

El cuerpo entero puede beneficiarse con los efectos sedantes, estimulantes y refrescantes que pueden aportar las distintas hierbas. Se recomiendan una vez al día y se preparan haciendo un té por infusión o decocción con un puñado de hierbas y un litro de agua. Luego cuele y mezcle con el agua con la que se dará el baño. Otra manera es preparar una bolsita de tela fina, envolver allí las hierbas y sumergirla en el agua del baño.

3. TINTURAS

Este método se usa cuando se desea que los principios activos de una planta actúen lo más rápidamente posible sobre los órganos afectados. Esto sucede mediante la absorción de esos principios a través de la mucosa de la boca. Se prepara cubriendo 50 gramos de la hierba con medio litro de alcohol dentro de un recipiente de vidrio transparente. Cierre bien y coloque el frasco al sol durante una semana. Luego de este lapso, cuele el contenido mediante un paño

limpio. Déjelo reposar un día y luego pase el líquido colado por un filtro de papel y tome la dosis indicada: niños y
adolescentes: 10 gotas, 1 a 3 veces por día y adultos: 20 gotas, 1-3 veces por día.

4. BUCHES Y GARGARAS

Se recomiendan para las afecciones en la boca y garganta. También se pueden usar hierbas antisépticas para la
higiene bucal por la mañana y las noches. Se prepara un té
por decocción con 1 o 2 cucharadas soperas de la hierba
prescripta por cada taza de agua y con él se hacen gárgaras
o buches.

5. COMPRESAS

Estimulan los tejidos y órganos a través de la piel. Se
utilizan en heridas y contusiones. En este último caso y en
las inflamaciones de la piel, se recomiendan las compresas
frías. Para hacer una compresa es necesario preparar un té
por infusión o decocción en una proporción de 1 a 2 cucharadas soperas por cada 200 o 300 ml de agua. Humedecer en
el té un paño de algodón, escurrir un poco y aplicar en la zona afectada 1 a 3 veces por día.

6. CATAPLASMAS

Son semejantes a las compresas, sólo que en este caso
se aplican las hierbas directamente sobre las partes afectadas. Están especialmente indicadas para casos de heridas de
difícil cicatrización y contusiones agudas. Cuando se usan
hierbas frescas deben estar bien limpias y se las puede ama-
sar y envolver en una tela muy fina colocándolas luego directamente sobre la piel. En caso de tener hierbas secas, colóquelas en una bolsa de tela fina, remójelas en agua caliente, exprima y aplique sobre la zona afectada. Deje actuar durante unos 30 minutos.

7. POMADAS

Actúan de manera semejante a las cataplasmas, pero

pueden permanecer por mayor tiempo sobre la piel. Se preparan mezclando la hierba indicada -amasada o su jugo- con una sustancia grasa, como la vaselina o los aceites de coco o almendra. También se puede hacer una pomada cocinando una y media cucharada sopera de hierba con 200 gramos de vaselina durante 2 o 3 minutos. Luego cuele y deje enfriar en un frasco de vidrio. Aplique cuando sea necesario.

8. POLVOS MEDICINALES

Los preparados en base a hierbas, en forma de polvo, pueden utilizarse de manera interna y externa. En el caso del uso interno diluya una pequeña cantidad de polvo de hierba en un vaso de agua y tome 3 veces por día media hora antes o después de las comidas. Cuando lo utilice externamente, mezcle el polvo con aceite, vaselina o agua y aplique sobre la piel herida o inflamada.

9. OLEOS DE HIERBAS

Las hierbas medicinales se usan de esta manera cuando no es posible hacer pomadas o compresas. Se recomiendan para los mismos usos. Tome un puñado de hierbas secas o frescas, colóquelas en un recipiente de vidrio marrón y cúbralas con aceite de oliva. Cierre bien el frasco y deje reposar durante 2 a 3 semanas al rayo del sol. Luego filtre y saque el agua que pudo haberse formado.

10. INHALACIONES

Muy buenas para las afecciones de las vías respiratorias, las inhalaciones permiten aprovechar los efectos del vapor del agua caliente con el aroma de sustancias volátiles como el eucalipto y el romero.

Para su uso coloque la hierba en agua hirviendo en una proporción de 1 a 2 cucharadas soperas de hierba seca o fresca por cada medio litro de agua. Aspire y espire durante unos 15 minutos. El uso de una toalla sobre los hombros, la cabeza y el recipiente aumenta la eficacia del tratamiento.

Capítulo 5

De la A a la Z: Catálogo de hierbas medicinales

ACACIA

Indicaciones: asma y bronquitis asmática.
Propiedades: astringente y antiasmática.
Uso: la corteza bajo la forma de tintura, por la mañana, mezclada con un poco de agua alternándose con la tintura de carqueja, tomada a la noche.

ACHICORIA

Indicaciones: indigestión.
Propiedades: aperitiva, digestiva y tonificante.
Uso: infusión, cruda (jugo), decocción (flor, hoja y raíz).

AJENJO

Indicaciones: indigestión, flatulencias, reumatismo, anemia y trastornos menstruales.
Propiedades: digestivo, tonificante, antiespasmódica y depurativo.
Uso: infusión y compresas calientes (para los dolores reumáticos). El jugo de hojas frescas purifica y fortalece la sangre en casos de anemia.

ALBAHACA

Indicaciones: para las afecciones de las vías respiratorias, gástricas e intestinales. Antifebril.
Propiedades: digestiva, febrífuga, pectoral, diurética, car-

minativa, tónica y antiemética.

Uso: té por infusión o decocción para los problemas respiratorios y digestivos . Buches o gárgaras con la infusión para las aftas y estomatitis u hojas machacadas en forma de cataplasma en casos de heridas y úlceras.

ALOE VERA

Indicaciones: inflamaciones, heridas, quemaduras, eczemas.

Propiedades: antiséptica, cicatrizante, antiinflamatoria, emoliente.

Uso: aplicación tópica de la pulpa interna de las hojas sobre la afección.

AMBAY

Indicaciones: asma, bronquitis, tos, debilidad cardiovascular, diabetes.

Propiedades: diurética, cardiotónica, expectorante, antidiabética.

Uso: decocción y jugo de hojas frescas.

ANIS

Indicaciones: bronquitis, tos y flatulencias.

Propiedades: expectorante, carminativo, digestivo, antiespasmódico, galactógeno.

Uso: té por infusión y esencia.

AVENA

Indicaciones: diarrea, hígado y astenia.

Propiedades: nutritiva, antidiarreica, calmante, diurética y reconstituyente.

Uso: decocción (fruto).

AZAFRAN

Indicaciones: flatulencias, afecciones en las vías urinarias y sistema respiratorio.

Propiedades: carminativo, antiespasmódico, digestivo,

diurético, emenagogo.
Uso: té por infusión de 8 a 10 estigmas secos de la planta
por taza de agua.

BARDANA
Indicaciones: afecciones de la piel en general, en las vías
urinarias, gástricas, hepáticas y biliares. Reumatismo.
Propiedades: depurativa, diurética, digestiva.
Uso: raíces por decocción. En caso de reumatismo y con-
tusiones se usa en forma de compresas.

BOLDO
Indicaciones: dispepsia, flatulencia, afecciones gástricas y
hepáticas y vesiculares.
Propiedades: hepático, digestivo, colagogo, eupéptico,
carminativo, calmante.
Uso: por decocción actúa de manera eficaz en problemas
de hígado y vesícula. También se usa en baños para tranquilizar e inducir al sueño.

BORRAJA
Indicaciones: forúnculos y afecciones del riñón.
Propiedades: emoliente, diurética y sudorífica.
Uso: infusión, maceración, decocción.

CALENDULA
Indicaciones: heridas, acné, inflamaciones en los ojos,
artritis, callos, verrugas y pólipos.
Propiedades: tónica, antiespasmódica, antiséptica, emenagoga, analgésica.
Uso: té por infusión; maceración en casos de heridas; uso
tópico de hojas frescas en el caso de las últimas tres indicaciones.

CAMBA
Indicaciones: afecciones renales y urinarias, diabetes.
Propiedades: antidiabética, tónica, diurética, depu-

rativa.

Uso: el té por decocción impide la presencia de azúcar en la orina.

CARQUEJA

Indicaciones: mala digestión, problemas intestinales, dispepsia, afecciones hepáticas, en las vías urinarias, diabetes.

Propiedades: tónica, digestiva, hepática, diurética, depurativa, febrífuga, antiparasitaria, antidiarreica.

Uso: infusión o decocción. En caso de asma, se toma en tintura (ver acacia). También se puede utilizar en baños y compresas (en casos de reumatismo y heridas) y gárgaras y buches (para aftas).

COLA DE CABALLO

Indicaciones: hemorragias, diarrea, anemia, retención de líquidos, molestias oculares, caída del cabello, caspa y seborrea.

Propiedades: hemostática, vitamínica, diurética, calmante y cicatrizante, depurativa, purificadoras de vías urinarias, antidiarreica, antianémica y tónico capilar.

Uso: infusión, compresas y baños. Como fomentos y colirio -a temperatura ambiente- aplicado sobre los ojos y en lavados con la decocción para los problemas capilares.

CONSUELDA

Indicaciones: heridas, cortes, quemaduras.

Propiedades: tónica, cicatrizante, astringente, antiinflamatoria, antirreumática.

Uso: hojas y raíces frescas maceradas aplicadas en forma de cataplasmas o compresas.

DIENTE DE LEON

Indicaciones: celulitis, dermatosis, hemorroides, hígado, vesícula biliar y reumatismo.

Propiedades: depurativo, antiinflamatorio, colagogo, diurético, hepático, antihemorroidal.
Uso: cruda en ensalada, té por decocción, infusión.

ENEBRO
Indicaciones: dolor de cabeza, reumatismo, hidropesía y trastornos menstruales.
Propiedades: calmante, sudorífico, emenagogo y diurético.
Uso: infusión, decocción.

ESPLIEGO
Indicaciones: flatulencias, indigestión, reumatismo, heridas cólicos.
Propiedades: digestivo, antiespasmódico, antiséptico, tonificante y carminativo.
Uso: infusión, maceración.

EUCALIPTO
Indicaciones: resfríos, sinusitis, catarros, bronquitis, gripe, asma, rinitis.
Propiedades: expectorante, antiséptico, balsámico, febrífugo, tónico, antirreumático.
Uso: infusión y vahos (hoja). El aceite esencial de las hojas de utiliza bajo la forma de inhalación para la gripe, tos y resfríos. Bajo la forma de masajes en casos de reumatismo y dolores.

HELECHO
Indicaciones: reumatismo, artritis y tos crónica.
Propiedades: antirreumático, béquico, depurativo, diurético y emoliente.
Uso: infusión o decocción.

HINOJO
Indicaciones: indigestión, falta de apetito y atonía estomacal.
Propiedades: digestivo, aperitivo, carminativo, diuréti-

co y galactógeno.

Uso: infusión, decocción (fruto y raíz).

LAPACHO

Indicaciones: para problemas urinarios, retención de líquidos, reumatismo, inapetencia, niveles altos de colesterol, anemia.

Propiedades: depurativo, antirreumático, tónico, digestivo, desinfectante de las vías urinarias, aperitivo, diurético, anticolesteroleico, antiséptico.

Uso: té por decocción de la corteza; baños y compresas, dolores, inflamaciones para reumatismo, heridas, granos, dermatosis y molestias en la garganta.

LLANTEN

Indicaciones: problemas respiratorios, fiebre, hemorragias, diarrea, reumatismo.

Propiedades: tónico, antifebril, descongestionante, emoliente, cicatrizante.

Uso: decocción o infusión. En forma de buches con la decocción alivia infecciones en la garganta.

MALVA

Indicaciones: forúnculos, trastornos intestinales, tos, resfriados, bronquitis, hemorroides, obesidad.

Propiedades: emoliente, laxante, sudorífica, pectoral, expectorante, contra la tos, antihemorroidal, antinflamatoria, astringente.

Uso: infusión, decocción (hoja y flor). Bajo cataplasma, para forúnculos, orzuelos y abscesos. Baños de asiento con la decocción cargada a temperatura natural en caso de hemorroides y estreñimiento.

MANZANILLA

Indicaciones: nerviosismo, insomnio, indigestión, erupciones cutáneas, inflamación de las encías, trastornos menstruales.

Propiedades: antiespasmódica, sedante, digestiva, emenagoga, calmante y carminativa.
Uso: infusión (flor). En casos de aftas, se pueden hacer buches con la infusión.

MENTA PIPERITA
Indicaciones: indigestión, flatulencias, insomnio, trastornos menstruales, tos, catarros, bronquitis y neuralgias.
Propiedades: tonificante, digestiva, expectorante, balsámica, sedante y carminativa.
Uso: té por decocción. En casos de problemas digestivos se recomienda tomar el té media hora antes de las comidas.

MILENRAMA
Indicaciones: gases, dispepsia, afecciones hepáticas, infecciones urinarias, hemorragias.
Propiedades: cicatrizante, digestiva, hepática, antihemorroidal, diurética, expectorante.
Uso: infusión o decocción. Para afecciones de la piel hacer baños o cataplasmas con la infusión.

PAICO
Indicaciones: : parásitos, dispepsias, palpitaciones, afecciones de las vías respiratorias.
Propiedades: antiparasitario, emenagogo, béquico, sedante, antihemorroidal, carminativo.
Uso: infusión. Es un excelente bálsamo para las heridas utilizándolo bajo la forma de compresas hechas con el jugo de hojas y flores frescas.

PASIONARIA
Indicaciones: artritis, inflamaciones cutáneas, ansiedad, irritabilidad, insomnio, excitación nerviosa.
Propiedades: depurativa, calmante, astringente, sedante, antiinflamatoria.

Uso: té por decocción.

PIE DE LEON
Indicaciones: diarrea y heridas.
Propiedades: astringente.
Uso: decocción (raíz).

POLEO
Indicaciones: indigestión y neuralgias.
Propiedades: digestivo, carminativo y calmante.
Uso: infusión (flor y hoja).

ROMERO
Indicaciones: debilidad cardíaca y estomacal, afeccio-nes hepáticas y respiratorias.
Propiedades: tónico, eupéptico, antiséptico, cicatrizan-te, antirreumático, digestivo, cardiotónico.
Uso: en infusión o decocción. Se puede aplicar el té por decocción en forma de baños para casos de reumatismo o heridas.

ROSA SILVESTRE
Indicaciones: diarrea, lombrices y avitaminosis.
Propiedades: antidiarreica, astringente, y vitamínica.
Uso: decocción, cruda, maceración (flor, fruto, hoja y raíz).

RUDA
Indicaciones: hemorragias y trastornos menstruales.
Propiedades: astringente, emenagoga, abortiva, anties-pasmódica, sudorífica.
Uso: infusión (hoja).

SALVIA
Indicaciones: indigestión, vómitos, diarrea, secreción láctea, dolor de cabeza, reumatismo, erupciones cutá-neas, tifus, astenia, espasmos musculares y edema.

Propiedades: tonificante, digestiva, diurética, antiespasmódica, febrífuga, antiséptica, hipoglucemiante, emoliente y cicatrizante.
Uso: infusión (flor y hoja).

SAUCE
Indicaciones: tónico físico y digestivo, dolores abdominales, reumáticos y de cabeza, fiebre.
Propiedades: antiespasmódico, digestivo, analgésico, antirreumático, febrífugo.
Uso: infusión de las hojas o decocción de la corteza. También se puede utilizar en baños para curar heridas.

TILO
Indicaciones: nerviosismo, insomnio, resfríos, fiebre, gripe, tos, ronquera, presión alta e indigestión.
Propiedades: sedante, digestivo, antiespasmódico, antineurálgico, tónico facial antiarrugas y capilar, dentífrico e hipnótico.
Uso: infusión (flor) y baños con la decocción para bajar la fiebre.

TOMILLO
Indicaciones: aparato respiratorio, falta de apetito y parásitos
Propiedades: antiséptico, antiespasmódico, digestivo, vermífugo y tonificante.
Uso: infusión (flor, hoja).

VALERIANA
Indicaciones: nerviosismo y asma.
Propiedades: sedante, hipnótica y antiespasmódica.
Uso: infusión, maceración (raíz).

VIOLETA
Indicaciones: tos, resfriados, tumores y afecciones bronquiales.

Propiedades: expectorante, sudorífica, vomitiva y emoliente.

Uso: infusión, maceración, decocción (flor, hoja y raíz).

ZARZAPARRILLA

Indicaciones: afecciones de la piel, afecciones de las vías urinarias, enfermedades venéreas, reumatismo, gota, problemas digestivos, hipotonía.

Propiedades: depurativa, diurética, eupéptica, estimulante.

Uso: decocción. No es conveniente tomarla en exceso porque puede ser contraproducente.

Capítulo 6

La ayuda de los remedios homeopáticos

La homeopatía utiliza sustancias las que -en pequeñas dosis- producen síntomas muy similares o idénticos a los que la persona tiene o quiere eliminar. Es un método de curación erigido a partir de la regla de la semejanza (*«Similia similibus curantur»*) con medicamentos que son capaces de producir síntomas semejantes a las enfermedades, en contraposición a la medicina tradicional que cura atacando a una enfermedad con su opuesto (*"Contraria contrariis curantur"*).

Los remedios homeopáticos están energizados con muy pocas sustancias, que pueden despertar síntomas en personas sanas y que, luego, se administran por similitud en personas enfermas. De esta forma si, por ejemplo, alguien padece náuseas, lo correcto es recetar un medicamento que haya producido náuseas en personas sanas. Es interesante destacar, también, que todos los remedios utilizados en esta disciplina provienen de la naturaleza.

Los verdaderos médicos homeopáticos se ocupan de encontrar un remedio que no sólo concuerde con los síntomas, sino también con la personalidad y la constitución del paciente. Sin embargo, cuando se trata de un caso de emergencia o de primeros auxilios se dejan de lado esos factores constituyentes de la persona y se tienen en cuenta sólo los síntomas.

El propósito de la homeopatía es lograr la asistencia

eficaz del enfermo, evitando las consecuencias tóxicas que provocan en el cuerpo algunos remedios. Esto se consigue con una atención y el conocimiento personalizado del paciente, a quien se lo diagnostica específicamente y se le recetan medicamentos especialmente preparados para cada caso. Debido a que están muy diluidos, los remedios homeopáticos son muy seguros y no presentan ningún riesgo de provocar reacciones tóxicas.

EL PRINCIPIO DE LA SIMILITUD

Fue enunciado por Hipócrates, cuatro siglos antes de Cristo y retomado por Hahnemann, el padre de la Homeopatía, y afirma que *"una enfermedad natural será curada por otra, cuando siendo ésta de diferente origen, sea más fuerte y se manifieste con los mismos síntomas que aquella"*. De manera práctica, cuando se administra un medicamento capaz de producir una enfermedad dinámicamente más fuerte y similar, se estimularán por reacción los procesos biológicos necesarios para la curación.

Un remedio y sólo uno es el similar curativo que se utilizará, en un momento biológico determinado, para curar el enfermo. El arte del médico homeópata consiste, justamente, en reconocer los síntomas más característicos del paciente, comparándolos con el medicamento más similar, que se denomina simillimum. Habiéndose encontrado el *simillimum* se pone en marcha el proceso de curación.

Los remedios homeopáticos se presentan en polvos que el enfermo coloca sobre o debajo de su lengua. Otras formas de presentación son gotas o glóbulos, que son unos preparados semejantes a confites, en los cuales se impregna el medicamento.

ALGUNAS PRECAUCIONES A TENER EN CUENTA

• Si toma un remedio homeopático para determinado

síntoma, no debe repetir la ingesta a menos que dicho síntoma persista o vuelva. Si hay una mejora, continuar con la medicación depende de usted. En este sentido existe la creencia errónea de que si algo ayuda, más de lo mismo ayudará más aún. En otras palabras, hay que dejar que los remedios homeopáticos realicen su labor.

• Evite el uso de sustancias de perfume muy fuerte cuando utilice remedios homeopáticos.

• Es importante que los remedios homeopáticos se conserven en un lugar oscuro, lejos del humo o fragancias aromáticas que puedan dañar su sensible estructura.

• Los remedios homeopáticos deben tomarse entre comidas y disolverse bajo la lengua.

Nota: Las letras y los números que siguen al nombre de los remedios indican el grado de dilución usada, y es importante que usted utilice no sólo el remedio correcto, sino la *"potencia"* indicada.

PARA CADA DOLOR, SU REMEDIO

A continuación daremos una lista de los principales remedios homeopáticos, algunos de los cuales- como el Rhus tox- han recibido la aprobación médica recientemente, luego de rigurosos estudios (el *Rhus tox* ha resultado efectivo en el tratamiento de dolores musculares e inflamaciones). Este es un medicamento conocido por los homeópatas desde hace un siglo. Luego, cuando tratemos afección por afección, se indicarán los remedios sugeridos para cada una de ellas.

Aconitum 12X
Para dolores severos (por ejemplo, después de una quemadura) una dosis.

Apis 12X
Para picaduras de insectos. Una dosis cada 30 minutos hasta que pare el dolor o la hinchazón.

Arnica 6X

Indicada para heridas. Poner una dosis del remedio bajo la lengua cada media hora.

Arnica 3X

Para contusiones, colocar una o dos dosis bajo la lengua cada media hora.

Chamomilla 3X

Para la ansiedad y el alivio de dolores no específicos. Disolver bajo la lengua todas las veces que lo necesite.

Hypericum 6X

Para cortes y heridas abiertas, tomar una dosis cada hora durante 3 ó 4 horas.

Rhus tox 6X

Tomar una dosis para dolores musculares fuertes.

Capítulo 7

El control de la alimentación

Los alimentos, además de ser nuestra fuente de subsistencia, tienen efectos curativos. Algunos, como el ajo, por ejemplo, tienen magníficos beneficios para combatir la hipertensión; otros, como los cítricos, nos proveen vitaminas esenciales para mantenernos jóvenes y saludables.

De la misma manera que consumir gran cantidad de algunos nos puede ayudar mucho, otros, aunque buenos y nutritivos, requieren límites para que nuestra salud siga siendo buena, como ocurre, por ejemplo, con las carnes rojas.

Cuando padecemos alguna afección podemos recurrir a ellos para aliviarnos, o controlar su ingestión para mejorar alguna dolencia. Cuando nos duele alguna parte del cuerpo es bueno realizar un control nutricional como método de alivio. La inflamación -parte de la causa de los dolores corporales- es el síntoma que anuncia que se debe poner la zona bajo control, para que el dolor se reduzca. ¿Y cómo hacerlo naturalmente? Existen dos grandes métodos antinflamatorios y, por ende, antidolor: el control de la dieta y la táctica de las enzimas.

EL CONTROL DE LA DIETA

Reducción del consumo de grasas animales
En la mayor parte de los procesos dolorosos y de in-

flamación participan sustancias químicas que el mismo cuerpo fabrica. Estas dependen, en gran parte, de la presencia de un ácido que manufactura el cuerpo humano, principalmente a partir de las grasas animales. Por lo tanto, reducir el consumo de este tipo de grasas corta los niveles de sustancias que contribuyen a producir inflamación y dolor.

En estos casos, en lugar de los alimentos altamente grasos deberán usarse los productos light o diet, leche, yogur y quesos descremados y evitar la manteca. Las carnes animales deberán estar suspendidas por unos días o permanentemente, ya que su grasa es invisible y es imposible separarla de la carne propiamente dicha. Evite comer la piel del pollo y lea atentamente las etiquetas de los productos antes de consumirlos.

Coma pescado y aumente el uso de aceite de pescado.

Algunos pescados, especialmente los que provienen de aguas frías, contienen altos niveles de un ácido que ayuda a controlar la liberación de sustancias inflamatorias en el cuerpo. Para obtener estos beneficios deberá comer sardinas, salmón, arenque y caballa dos veces por semana como mínimo y con mayor frecuencia si lo desea. También, puede obtener los beneficios del pescado tomando suplementos diariamente, previa consulta a su médico.

Utilice los aminoácidos como la fenilalanina

Los aminoácidos son fracciones de proteínas que se encuentran en nuestro cuerpo de manera natural, y éste utiliza para crear nuevos tejidos y células. Cuando se toman como suplemento (en cápsulas) tienen efectos especiales. Este es el caso de la *fenilalanina* que ha demostrado ser una poderosa arma contra el dolor en determinadas circunstancias, por ejemplo, cuando una persona se encuentra bajo otra forma de tratamiento contra el dolor, como ser medicamentos o acupuntura. Por sí sola la fenilalanina no parece tener demasiado efecto, pero junto a otros tratamientos se obtienen muy buenos resultados. Dosis recomendada: 2 a 3 gramos diarios en varias dosis tomadas entre comidas.

Aproveche las enzimas antiinflamatorias

Las enzimas son sustancias químicas diminutas que participan en las reacciones bioquímicas de nuestro cuerpo. Algunas, como la proteasa, están incluidas sólo en la digestión de proteínas y se ha descubierto que el uso de enzimas de este tipo, que derivan de las plantas, tienen un suave pero sustancial efecto antiinflamatorio. Entre ellas se encuentran la *bromelina* (proveniente del ananá), y la *papaína* (de la planta de papaya). Las farmacias y casas especializadas los venden. Se recomienda tomar 2 a 3 gramos de uno u otro (la bromelina es más efectiva) distribuidos a lo largo del día, entre comidas.

Evite beber café instantáneo.

Se ha descubierto que el café contiene sustancias que bloquean la actividad de las *endorfinas*, nuestros remedios naturales contra el dolor, haciendo que éste sea más intenso.

Nutrientes específicos contra el dolor

En algunos casos, es efectivo el uso de determinados nutrientes para calmar el dolor. Por ejemplo, cuando existe un calambre muscular, el uso de calcio y magnesio puede ser beneficioso. En casos de síndrome premenstrual son buenos el uso de las vitaminas E, B6, el magnesio y el aceite de prímula.

LOS ALIMENTOS QUE CURAN

Existe una serie de nutrientes aliados de nuestra salud. Se ha probado su capacidad para prevenir enfermedades malignas o cardiopatías, como así también ayudarnos a vencer una dolencia ya declarada o aumentar nuestras defensas. A continuación ennumeramos los alimentos que son esenciales para estar siempre sano y vital. Inclúyalos en su dieta diaria.

El bróccoli

Beneficio: prevención del cáncer.
Principio activo: sulforafano.

Es una de las mejores armas en la prevención del cáncer. El sulforafano está presente en las legumbres, en la familia de la crucíferas, como el coliflor y los repollitos de Bruselas. Cabe aclarar que ni la cocina ni las salsas ni el microondas pueden destruir a esta preciosa sustancia.

El arándano

Beneficio: tratamiento de la cistitis.
Principio activo: antocianosidas.

Un estudio publicado este año demostró que el arándano (a razón de 300 ml por día) reduce cerca del 50 por ciento de las infecciones urinarias. Las cistitis son provocadas por la presencia de la bacteria *Escherichia coli* en el aparato urinario. El arándano contiene compuestos orgánicos que impiden a la bacteria adherirse a las células de las mucosas de las vías urinarias.

El ajo (y la cebolla)

Beneficio: prevención de las enfermedades vasculares y del cáncer e inmunoestimulación.
Principio activo: sulfuros dialilos (aliina, ditiina, S - olio- cisteína y selenio).

Se ha comprobado que los sulfuros presentes en el ajo, en las cebollas y el puerro previenen los procesos cancerígenos de la piel, de los pulmones y del intestino. Asimismo, el ajo mejora el sistema inmunológico y posee un efecto antiinflamatorio muy eficaz. Además, reduce la presión arterial y el colesterol.

En cuanto a la cebolla, contiene sustancias que disminuyen la concentración de una enzima en las paredes de los vasos sanguíneos, lo que produce dilatación y descenso de la presión arterial.

La albahaca

Beneficio: previene el cáncer y la hipertensión.
Principio activo: potasio, calcio, magnesio y polifenoles.

La albahaca ostenta un récord en todas las categorías. Con 3.500 mg de potasio por cada 100 gramos, este vegetal cubre casi la totalidad de los requerimientos cotidianos. Agregue a esto los 420 mg de magnesio que contiene, y entenderá el porqué de su éxito. Y esto no es todo: la albahaca aporta también 2.100 mg de calcio (cerca de dos veces las cantidades aconsejadas). Estos tres minerales desempeñan un papel preponderante en la prevención y el control de la hipertensión.

Además, un estudio experimental desarrollado en 1992 concluyó que las hojas de albahaca podrían ser importantes agentes anticancerígenos.

Los pimientos

Beneficio: prevención del cáncer y de trombosis, tratamiento de migrañas, dolores reumáticos y fibromialgias.
Principio activo: capsaicina.

El secreto de la importancia de los pimientos en el tratamiento de muchas patologías está en la capsaicina, que previene la formación de coágulos sanguíneos, e inhibe a los compuestos carcinogénicos (como aquellos presentes en los cigarrillos) de atacar el ADN de las células, un proceso que puede conducir al cáncer. Si la salud de su estómago le preocupa, lea esto: un reciente estudio demostró que dando 3 gramos de polvo de pimiento rojo a pacientes con úlcera duodenal, se los puede curar sin molestos efectos colaterales.

El té verde

Beneficio: prevención del cáncer y de caries dentales.
Principio activo: epigalocatequina-galato y linaroles.

Los estudios epidemiológicos sugieren que el consumo de té protegería del cáncer de pulmón y de tumores gastrointestinales. Sin embargo, los entendidos creen que aún es muy pronto como para recetar el té a gran escala, como medida preventiva. Pese a la prudencia, los resultados obtenidos hasta la fecha son elocuentes.

Por otra parte, un equipo de investigadores japoneses acaba de comprobar que el té verde actuaría para evitar la formación de caries dentales al impedir que las bacterias queden adheridas al esmalte de los dientes.

El tomate

Beneficio: prevención del cáncer.
Principio activo: ácido p-cumárico, ácido clorogénico y licopeno.

Los nitratos hacen a las verduras abundantes, grandes y firmes. Y, si bien en la industria alimenticia, sirven para estabilizar a los embutidos y a los quesos, tienen un pequeño problema: dan lugar en la digestión a las nitrosaminas, que provocan tumores por contacto directo a través de las mucosas del aparato digestivo, del hígado, los pulmones y la vesícula.

En una investigación reciente se determinó que la vitamina C es la única capaz de prevenir o reducir la formación de nitrosaminas. Y allí entra en juego el tomate que, con sus elevados niveles de vitamina C logra bloquear la formación de esta sustancia.

El aceite de oliva

Beneficio: prevención de la ateroesclerosis, trombosis y de infartos de miocardio.
Principio activo: ácido oleico e hidroxitirosol.

Los cretenses detentan el récord de esperanza de vida en el mundo occidental. Si sus arterias son más resistentes, se debe en gran parte al aceite de oliva. Gracias a otros cuerpos grasos alimentarios, los aceites ricos en ácidos grasos monoinsaturados (como el aceite de oliva) reducen el colesterol total, el colesterol LDL (el colesterol *"malo"*) y aumentan el HDL (el *"bueno"*). El ácido oleico disminuye también el agregado plaquetario, por lo que la sangre fluye con mayor facilidad, evitando el infarto de miocardio.

Si bien aún no está confirmado, el aceite de oliva tendría un efecto antioxidante, ya que disminuiría la susceptibilidad de las células al ataque de los radicales libres.

El chucrut (o la col)

Beneficio: prevención del cáncer de mama y de colon.
Principio activo: isotiocianatos de índol-3-carbinol, glucobracicina, vitamina C, selenio y calcio.

Como sabemos, la col es, después de los cítricos, el alimento más rico en vitamina C. Y el chucrut goza de todos los beneficios de la col, por estar elaborado en base a este vegetal. La vitamina C y el selenio (que contienen ambos platos) estimulan las enzimas antioxidantes, reduciendo así el cáncer de colon y de recto.

Otra sustancia presente en la col, el fenetil isoticianato (PETIC), previene el cáncer de pulmón. Esta sustancia tiene la interesante particularidad de sobrevivir a la fermentación que transforma la col en chucrut.

Tanto el chucrut como la col protegen, también, del cáncer de mama debido a la presencia de un compuesto fitoquímico.

Las nueces

Beneficio: prevención de las enfermedades coronarias.
Principio activo: ácido alfa-linolénico y magnesio.

Un reciente estudio epidemiológico estableció que la nuez previene enfermedades coronarias. Sin embargo, los grandes consumidores de nuez suelen tener otros problemas ocasionadas por la obesidad, en razón del elevado tenor calórico de este fruto. Por ello, hay que comer nuez, pero con moderación.

El yogur

Beneficio: prevención del cáncer, antiinfeccioso y antidiarreico.
Principio activo: Lactobacillus bulgaricus, Lactobacillus acidófilus y Streptococcus termófilus.

Al ser un reconocido bactericida, el yogur combate la diarrea (en particular en los niños) y cura las infecciones por sus fermentos. Recientemente, los investigadores demostraron que las mujeres que consumen cada día un yogur con *acidófilus* poseen ocho veces menos recidivas de infecciones vaginales del tipo Candida albicans que aquellas que no lo consumen.

Además, ayuda a combatir el colesterol, a controlar los efectos colaterales de los antibióticos y se estima que el yogur (especialmente el que posee *Lactobacillus acidófilus*) protegería al organismo contra ciertos cánceres.

El pescado

Beneficio: prevención de las enfermedades cardiovasculares y mejoramiento del sistema nervioso.
Principio activo: ácidos grasos de la serie omega-3.

Los ácidos omega-3, presentes en el pescado, disminuyen el colesterol sanguíneo y los triglicéridos. De hecho, los esquimales de Groenlandia son afectados en muy baja medida por las enfermedades coronarias.

Los ácidos omega-3 son igualmente utilizados directamente en la fabricación de membranas de las células cerebrales. Es por ello que las mujeres embarazadas deben comer mucho pescado.

La curcuma (o azafrán de las Indias)

Beneficio: prevención del cáncer.
Principio activo: curcumina.

La curcumina (que le da a la salsa curry su color amarillento) tiene un efecto inhibidor sobre los tumores de la piel y del estómago.

Para confirmar esta afirmación, los investigadores utilizaron dos muestras de curcumina para observar su evolución sobre la iniciación y la progresión de cáncer in vitro: la curcumina disminuyó en un 68 por ciento la frecuencia de ciertos cánceres de la piel en ratas de laboratorio. Sin dudas, una experiencia alentadora.

El vino

Beneficio: prevención de enfermedades cardiovasculares.
Principio activo: quercetina, epicatequina, resveratrol, antocianidinas, taninos y ácido salicílico.

Los *flavonoides* (quercetina) y otros fenoles (resveratrol), presentes en esta bebida, disminuirían el colesterol malo (LDL) y protegerían al organismo de la oxidación. Otros estudios dan cuenta de que el vino es, también, una excelente fuente de ácido salicílico, que posee una reconocida acción vasodilatadora y antiinflamatoria.

Si a usted no le agrada el vino, tome jugo puro de uvas, que tiene las mismas propiedades.

El hígado vacuno

Beneficio: prevención de cáncer y enfermedades del feto.
Principio activo: minerales, ácidos grasos y vitaminas (incluyendo el ácido fólico).

Según los especialistas en salud, el hígado es un excelente alimento en cualquiera de sus variantes (crudo, cocido, en crema, en pâté, etcétera.). En materia nutricional, es posible que no haya una fuente más concentrada que ésta en vitaminas, ácidos grasos y minerales.

Rico en vitamina A (100 g de hígado de ternera aportan 9 veces la dosis cotidiana aconsejada para un adulto), el hígado contiene una buena cantidad de ácido fólico. 100 gramos de hígado de ternera representan 200 mg de ácido fólico, lo que significan 2/3 de la dosis diaria recomendada.

Recientes estudios demostraron que ingerir dosis de alrededor de 400 mg por día durante las primeras semanas del embarazo, reduce alrededor del 70 por ciento los riesgos de malformaciones del feto.

El pollo

Beneficio: poliartritis reumatoidea y reuma.
Principio activo: colágeno y L-cisteína.

Un estudio desarrollado por investigadores de la Escuela Médica de Harvard demostró que el pollo es eficaz para reducir el dolor en problemas articulares.

Otro estudio mostró que la sopa de pollo resultó ser la bebida más natural y eficaz para descongestionar la nariz y los bronquios, gracias a la presencia de una sustancia llamada cisteína. Químicamente, esta sustancia se parece a un medicamento llamado *acetilcisteína*, que suele prescribirse en casos de bronquitis y sinusitis.

Los cereales enteros

Beneficio: prevención del cáncer de colon.
Principio activo: ácido fítico.

Una dieta rica en fibras disminuye el riesgo de padecer cáncer de colon. Sin embargo, los especialistas advierten que los mejores cereales son los enteros y no los refinados, ya que los primeros poseen ácido fítico, de reconocida función protectora contra el cáncer. El salvado de trigo, el arroz integral y la soja son excelentes fuentes de esta sustancia. No obstante, los especialistas recomiendan no abusar de este tipo de alimentos, ya que se comprobó que limitan la absorción de minerales esenciales como el calcio, el zinc o el hierro.

El corazón vacuno

Beneficio: prevención de enfermedades cardiovascula-

res, prevención y tratamiento de gingivitis, tratamiento de la fatiga y mejoramiento de la inmunidad.
Principio activo: Coenzima Q10.

Esta asombrosa sustancia fue aislada en 1957 en el corazón de vaca y ayuda a las células a producir energía, vitamina E y lucha contra la oxidación de grasas por los radicales libres.

La Q10 previene enfermedades cardiovasculares, mejora la inmunidad, disipa el cansancio, refuerza las encías e, incluso, ha revertido ciertos tumores mamarios.

Capítulo 8

Alivie usted mismo sus dolencias

Las afecciones dolorosas en músculos y articulaciones, incluyendo el dolor de espalda, pueden ser tratados de manera eficaz por un osteópata, un quiropráctico o un fisioterapeuta quienes usan métodos de manipulación para ayudar a movilizar y normalizar las partes afectadas del cuerpo. Además, actualmente se considera que los tratamientos quiroprácticos y osteopáticos son más efectivos para solucionar problemas de espalda y cuello que la medicina tradicional. Los masajistas utilizan una amplia variedad de técnicas que ayudan en los problemas de músculos y ligamentos. A diferencia de ellos, los osteópatas y quiroprácticos están más entrenados en métodos de diagnóstico, además de los masajes propiamente dichos.

Existe un gran número de métodos seguros y efectivos de tratamiento derivados de la osteopatía y de otras terapias que pueden usarse como primeros auxilios en casos de dolor, torceduras o inmovilidad por problemas semejantes. Si estas técnicas logran un alivio completo, el problema no es importante; si sólo obtienen un alivio parcial, usted deberá concurrir a un especialista para un diagnóstico y tratamiento.

A continuación le ofrecemos distintos métodos de los que usted puede echar mano para calmar dolores y molestias musculares. En la sección tercera del libro serán especificados para cada tipo de problema.

PARA ALIVIAR LESIONES RECIENTES
(METODO SCS)

En el caso de torceduras o esguinces recientes apliqué el siguiente método y usted se sorprenderá ante el alivio que podrá lograr.

1.- Suavemente, testee el área donde siente la molestia y con cuidado pruebe ante cuáles movimientos el dolor se acentúa. Por ejemplo, puede suceder que le duela más cuando gira su cuello hacia la derecha y hacia arriba ,mientras que al mirar hacia abajo y girar hacia la izquierda el dolor disminuye o directamente desaparece.

2.- Tomando en cuenta este ejemplo, usted deberá buscar mediante la presión de un dedo o con el pulgar, el punto de dolor en los músculos opuestos a los afectados, es decir, en este ejemplo serían los utilizados para mirar hacia abajo y girar la cabeza hacia la izquierda.

3.- Una vez que encontró ese punto, mantenga una ligera presión.

4.- Ahora, de manera muy suave, mueva el área (en este caso su cabeza y cuello) de modo que el dolor se vaya del punto en el que usted está presionando. Cualquier movimiento que le produzca dolor, ya sea en el cℓ ʰo como en la cabeza o en el punto tratado, significa que está avanzando en una dirección incorrecta. Usted debe encontrar un punto de mayor bienestar, donde tanto el cuello como la cabeza y el punto tratado, estén virtualmente sin dolor.

5.- En el ejemplo -dolor al volver la cabeza a la derecha y arriba- son los músculos del lado izquierdo del cuello y el área superior de los hombros los que deberían estar activos para producir el movimiento contrario. Manteniendo una ligera presión sobre esa zona y haciendo suaves movimientos de la cabeza hacia arriba y moviendo la cabeza de un lado al otro con el hombro derecho ligeramente levantado, el dolor debería desaparecer del punto presionado. Para hacer esto, manténgase acostado así la zona tendrá un apoyo.

6.- Luego de que haya encontrado una postura cómoda, descanse unos minutos antes de volver a la posición neutral del cuello y cabeza. La zona debería sentirse más fácil de mover, con menos dolor y el punto tratado con menos molestias.

7.- Esta técnica se puede utilizar en casos de torceduras recientes, esguinces o zonas inmovilizadas por el dolor.

En casos de problemas crónicos también se puede usar, pero el alivio será menor.

TRATAMIENTOS PARA MUSCULOS Y ARTICULACIONES

Existen dos poderosos métodos que se pueden usar de manera segura para aliviar músculos tensos, con frecuencia la causa de continuos dolores. Estos son la relajación post-isométrica (del inglés *post isometric relaxation*, PIR) y la inhibición recíproca (*reciprocal inhibition*, RI). A continuación, le explicamos cada uno.

• **PIR:** Cuando un músculo se contrae por siete segundos o más, sin mover (técnica conocida como contracción isométrica) estará más fácil de estirar después de la contracción que antes de ella. Este efecto es fisiológicamente normal y lo podemos utilizar para ayudarnos a estirar de manera suave los músculos doloridos y tensos.

• **RI:** Cuando un músculo se contrae isométricamente, causa la relajación del músculo opuesto, lo que permite que éste se estire de manera más fácil y con menos dolor que antes de la contracción. El músculo que se opone a otro se conoce con el nombre de antagonista. Cada músculo tiene su antagonista, de otra manera podríamos movernos en una sola dirección y no podríamos regresar al lugar de donde partimos.

Si los músculos con los que usted gira la cabeza a la derecha están tensos y le duelen, trate de volver la cabeza hacia la izquierda contra la resistencia de su propia mano (para hacer esto, siéntese en una mesa). Al girar la cabeza hacia la izquierda usted estará contrayendo los músculos que están tensos. Luego de unos diez segundos de contracción, usando sólo el 20 por ciento de la fuerza de sus manos, usted debería ser capaz de volver su cabeza hacia la derecha fácilmente y sin dolor, gracias al PIR. Mediante esta técnica, los músculos de la izquierda fueron forzados a relajarse.

También se puede utilizar el RI. Gire la cabeza hacia la derecha, hasta donde le sea posible y no sienta dolor, y utilice así los músculos antagonistas que están probablemente más cortos (los de la izquierda) e impiden el movimiento fácil hacia la izquierda. Luego de la contracción (durante unos 10 segundos o más) le será más fácil el movimiento hacia la derecha.

ALGUNOS CONSEJOS

• Cuando use los métodos PIR Y RI nunca utilice más de un 20 por ciento de su fuerza en los músculos.
• Estos ejercicios nunca causan dolor. Si así le ocurre, es porque está utilizando mucha fuerza, debería cambiar los músculos antagonistas o los que usted está usando son muy sensibles.
• Luego de la contracción, espere unos pocos segundos hasta relajarse.
• Después estire suavemente los músculos un poco más de lo que usted llegaba antes de la contracción. Repita

el ejercicio con la frecuencia que desee, siempre y cuando no le cause dolor y podrá elongar cada día un poquito más.

• Podrá obtener mejores resultados del PIR que del RI, pero nunca use el RI si la PIR aumentó el dolor.

• El método SCS es mejor cuando el espasmo muscular está asociado a torceduras, lumbago y problemas en el cuello. Los sistemas PIR y RI son más adecuados cuando el dolor impide el movimiento, con o sin dolor.

• Los métodos sugeridos pueden usarse en problemas musculares y articulares; uno para aliviar el dolor (SCS) y los otros para aumentar el rango de movimiento.

• Este tipo de autotratamientos no deben reemplazar la consulta profesional, a menos que el alivio sea completo luego de dos o tres sesiones. Estos métodos son ideales como tratamiento de primeros auxilios.

LA DIGITOPUNTURA, UN ARMA PARA TENER PRESENTE

Lo primero que se debe decir, sobre este milenario sistema de curación, es que se puede aplicar tanto en el propio cuerpo como en el de otra persona. Se han propuesto numerosas hipótesis explicativas acerca de los efectos curativos y analgésicos que tiene la digitopuntura, muchas de las cuales se basan en distintas corrientes de pensamiento: teoría del meridiano, teoría nerviosa y teoría de los fluidos.

La primera se basa en la estimulación de ciertos puntos cutáneos que modificarían la circulación de la energía y la regularía en la zona del órgano tratado.

La segunda postula que la estimulación de ciertos puntos bloquearía los impulsos nerviosos a nivel cerebral y, por lo tanto, impediría el dolor.

La teoría de los fluidos, que hace unos años parecía la más fantasiosa, encuentra hoy su confirmación con el descubrimiento de las funciones que cumplen las endorfinas. Estas son responsables de actuar en diversas zonas del cerebro como receptoras de cualquier estímulo que produzca sueño, aumentando o disminuyendo el dolor de esta manera.

Los centros de presión

El punto de presión es un centro de energía alineado a lo largo de los catorce meridianos, en los que los puntos de energía de la piel se tornan sensibles bajo presión y hasta llegan a doler espontáneamente cuando hay un desarreglo en la circulación del meridiano al que pertenecen, sugiriendo la posibilidad de una dolencia o dificultad funcional del órgano correspondiente.

La estimulación del punto afectado, (con los dedos, en la digitopuntura o *shiatzu*, con agujas en la acupuntura o con calor en la moxiterapia), propicia la eliminación del bloqueo, permitiendo la corrección del flujo energético alterado y la normalización de la función perturbada.

Los puntos de intervención corresponden a meridianos en los que se alinean casi 400 puntos, con excepción de los 52 pertenecientes a los meridianos centrales. Todos los restantes están repetidos simétricamente, a los dos lados del cuerpo. En total hay alrededor de 730 puntos.

Hay que tener en cuenta que no todos los puntos tienen la misma importancia. Además, según su localización, un punto tendrá mayor o menor influencia sobre la función y el órgano afectado. Esta influencia puede ser local -puntos situados en la zona afectada- o a distancia: puntos localizados en las extremidades superiores e inferiores. Estos puntos distantes de los órganos (que se hallan, en su gran mayoría, a partir de los codos y las rodillas hasta los dedos y tobillos) son los que se consideran más importantes, tanto para el tratamiento de los respectivos meridianos, cuanto para la aplicación sintomática en función de primeros auxilios. Para la terapia a nivel doméstico, el uso de 20 o 30 puntos claves será suficiente en una primera etapa. En general, la presión ejercida con los dedos (se deben utilizar el pulgar, el índice y el mayor) sobre los puntos puede durar de 1 a 10 minutos, de acuerdo a la intensidad de los síntomas y las respuestas que se vayan observando, no existiendo límites en cuanto a la frecuencia del tratamiento.

No es aplicable a personas bajo efecto de shock emocional, alcohol o drogas, perturbadas por exceso de miedo, cólera, calor o frío. Tampoco podrá ejercerse presión en zonas donde existen cicatrices, contusiones, inflamaciones, erupciones o várices.

Ya sea que las técnicas se apliquen sobre uno mismo o en otros, es conveniente que la persona a tratarse esté sentada cómodamente, ya que las maniobras pueden producir un rápido movimiento, una veloz compensación de la energía y, consecuentemente, alguna leve sensación de mareo. En el momento de aplicarse la digitopuntura se produce, entre practicante y paciente, un intercambio de energía que exige que el primero esté en mejores condiciones físicas y anímicas que el segundo, para que las energías desequilibradas vuelvan a armonizarse.

Uno de los aspectos más apreciados de esta técnica es su capacidad para aliviar el dolor, constituyéndose en un auténtico sustituto de los analgésicos químicos y ofreciendo, en comparación con éstos, dos ventajas muy destacadas: su economía, ya que no cuesta nada; y la ausencia de secuelas y derivaciones molestas, que con tanta frecuencia aquejan al organismo después de la ingestión de calmantes farmacológicos.

Localización de los puntos

Lo que más dificulta la práctica de la digitopuntura es, naturalmente, la falta de familiaridad con los puntos de intervención. El éxito de la práctica consiste en saber exactamente dónde se encuentra cada punto, para así poder estimularlo.

En general, el punto que corresponde a un trastorno se torna sensible bajo presión, o incluso duele espontáneamente, lo cual facilita mucho su localización. También, ayuda saber que éstos están siempre situados en una depresión formada por la disposición anatómica de músculos, tendones o junturas óseas.

El grado de intensidad de los toques será, ante todo, compatible con la constitución, condición física y edad de la persona. En los niños, el tratamiento será considerablemente suave. En un principio, la presión consistirá prácticamente en arrimar el dedo al punto y trabajarlo con mucho cuidado, luego se aumentará gradualmente la presión hasta lograr la curación.

Las diferentes regiones del cuerpo requieren también distintos cuidados: en las zonas delicadas y frágiles, como pecho, abdomen, parte superior de la cara y la cabeza, la presión deberá ser apenas tensionante; mientras que los hombros, nalgas, espalda y piernas, exigirán estímulos más vigorosos. Una buena medida para aprender consiste en comenzar con una presión leve e intensificarla, gradualmente hasta que alcance un punto en el que la sensación se torna casi desagradable.

Vale la pena saber que si bien la digitopuntura no tiene en principio contraindicaciones, es positivo señalar algunos cuidados que se deben tener en cuenta:

• Esta técnica se debe practicar en una persona relajada, preferentemente acostada. Es preferible no masajear a alguien que está de pie. En algunos tratados chinos se asegura que habría riesgo de mareo o desmayo.

• No es aconsejable practicar la digitopresión inmediatamente después de una comida, ni demasiado lejos de ella.

• En la mujer no debe practicarse la digitopresión durante los períodos menstruales ni embarazos.

• La digitopresión no puede curar todas las enfermedades. Solamente el médico, con conocimientos de digitopuntura, que conoce bien su cuerpo puede decidir la conveniencia de éste u otro tratamiento. En presencia de una enfermedad grave o crónica, es primordial consultarlo antes: él dirá si la digitopresión puede ayudar.

Guía de digitopresión

A continuación daremos, a modo de ejemplo, diez enfermedades que se pueden curar mediante la digitopuntura. Se indicará la frecuencia del tratamiento y la localización de los puntos de presión.

1.- ACNE: Afección de la piel, común en la adolescencia.

Recomendación: la serie deberá trabajarse tres veces por día, durante un período no inferior a 4 - 5 semanas, cuando por lo general se empiezan a observar los primeros resultados. A partir de ahí, es aconsejable mantener el tratamiento hasta la total eliminación del problema.

Forma de masajear: con el pulgar haciendo una presión continua y movimientos rotativos rápidos y alternados, durante 3 a 5 minutos cada punto.

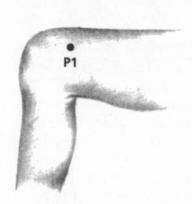 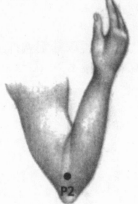

Localización: 1er. punto: 4 dedos arriba del borde superior de la rótula, en la cara interna del muslo; 2do. punto: en la punta externa de la línea de flexión del codo.

2.- AMIGDALITIS: Ante las primeras señales, un

único tratamiento de los siguientes puntos deberá bastar para vencer la crisis.

Recomendación: Presionar con la uña del pulgar, de 3 a 5 minutos.

Forma de masajear: Hágalo por lo menos unas 10 veces presionando con fuerza.

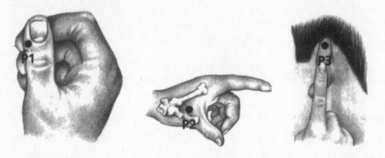

Localización: 1er. punto: cerca de 2 mm del ángulo lateral (borde externo) de la uña del pulgar; 2do. punto: en el dorso de la mano, en el ángulo formado por los metacarpianos; 3er. punto: en el medio exacto de la curva superior de la oreja, cuando está doblada contra la cara.

3.- ANOREXIA: La falta de apetito en los niños surge naturalmente durante resfríos, en la amigdalitis o en los trastornos digestivos.

Recomendación: presionar los puntos enérgicamente con la punta del dedo medio, durante cerca de un minuto cada punto.

Localización: en el medio de la línea de flexión del pie, en la mitad de la distancia entre los dos maléolos, entre los tendones.

4.- ASMA: Los ataques recurrentes por falta de aire son provocados por contracciones espasmódicas de los bronquios.

Recomendación: masajear enérgicamente con el pulgar y el índice, a los dos lados de la columna, de arriba hacia abajo, repetida y lentamente, durante cerca de 3 minutos.

Localización: 1er. punto: alineados verticalmente, cerca de la línea media dorsal; 2do. punto: en una depresión sobre la línea de flexión de la muñeca, sobre la arteria radial.

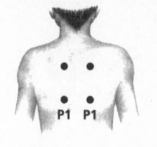
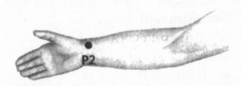

5.- BRONQUITIS: Inflamación de los tubos bronquiales, cuyos síntomas incluyen tos seca e irritada, dolores en el pecho y en la espalda, fiebre, etcétera.

Recomendación: presionar lentamente con el pulgar en movimientos rotativos durante 3 a 5 minutos en cada punto utilizado.

Localización: 1er. punto: alineados verticalmente sobre el tórax formando una línea recta situada en la mitad de la base de la caja torácica hasta el borde inferior de la clavícula; 2do. punto: en la línea de flexión del codo, del lado externo del tendón del bíceps; 3er. punto: sobre la arteria radial, a 2 pulgares arriba de la línea de flexión de la muñeca; 4to. pun-

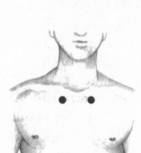
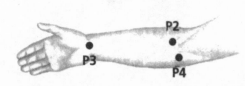

to: en la línea de flexión del codo, junto al borde del tendón del bíceps.

6.- COLICOS ABDOMINALES: Comúnmente, el problema proviene de la alimentación: indigestión por alimentos en exceso, y en estado de pu-trefacción.

Recomendación: los puntos deben ser presionados simultáneamente con las uñas de los dedos entre 3 y 5 minutos.

Localización: 1er. punto: en la cara dorsal del pie, en el ángulo entre los metatarsos; 2do. punto: en una depresión del borde inferior de la cabeza de la tibia.

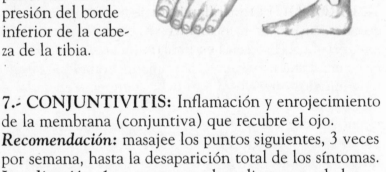

7.- CONJUNTIVITIS: Inflamación y enrojecimiento de la membrana (conjuntiva) que recubre el ojo.

Recomendación: masajee los puntos siguientes, 3 veces por semana, hasta la desaparición total de los síntomas.

Localización: 1er. punto: en el medio exacto de la curva superior de la oreja, cuando se la dobla contra el rostro; 2do. punto: en el dorso de la mano, en el ángulo forma-do por los me-tacarpianos; 3er. punto: cerca de 2mm al lado y arriba del borde interno de los ojos.

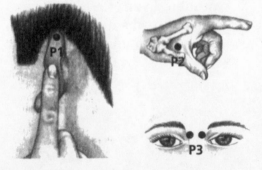

8.- CONSTIPACION: La causa más común es la mala alimentación.

Recomendación: presionar rápidamente con el pulgar en movimiento rítmico, superficial pero dinámico, moviendo la piel en el sentido de la mano, durante 3 a 5 minutos.

Localización: 1er. punto: masaje lineal en los intestinos; 2do. punto: en la cara lateral externa de la pierna, en una depresión debajo y al frente de la cabeza del peroné.

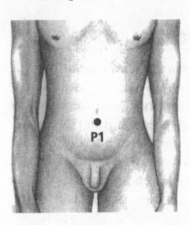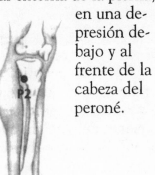

9.- DOLOR DE DIENTES: Para el dolor de los dientes superiores o inferiores.

Recomendación: presione con el pulgar o la uña, entre 3 y 5 minutos.

Localización: ubicado en la cara dorsal de la mano, en el ángulo formado por los metacarpianos.

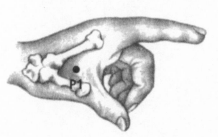

10.-HERIDAS Y CORTADURAS: Para aliviar el dolor de la lesión.

Recomendación: presionar con el pulgar firme y conti-

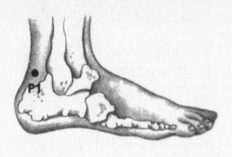

nuamente durante 5 minutos.

Localización: para aliviar el dolor, presione un punto situado arriba del borde superior del talón, entre el tobillo externo y el tendón del Aquiles.

REFLEXOLOGIA

Pisar una pelotita de goma y hacerla rodar bajo la planta del pie. Es un ejercicio que ayuda a estimular todos los puntos reflejos y las terminaciones nerviosas de la planta del pie. También, favorece la toma de conciencia de las posibilidades musculares que tiene esta parte del cuerpo ya que la mayoría de sus articulaciones permanecen inmóviles atrapadas en los zapatos. Los beneficios de este ejercicio son dobles: por un lado se utiliza la musculatura del pie, y por el otro, se consigue liberar las energías bloqueadas que pueden estar produciendo trastornos orgánicos sin que tengamos conciencia de ese proceso interno.

Capítulo 9

El poder de la hidroterapia

La curación mediante el uso del agua (fría, caliente, hielo, baños, etcétera) puede ser aplicada en el hogar y permite disponer de un gran número de técnicas sencillas y eficaces para aliviar problemas de salud y, dolores. Estos son algunos de sus beneficios:

• Las aplicaciones de frío ayudan a disminuir la sensibilidad de las terminaciones nerviosas del dolor.

• Reducen la inflamación que suele acompañar al dolor.

• Las compresas frías y calientes pueden aliviar la congestión y la hinchazón.

• Las aplicaciones de frío durante un lapso prolongado desaceleran la velocidad del flujo de sangre, lo que reduce la posibilidad de contusiones.

• Los baños que alternan frío-calor, las compresas calientes, las duchas frías, las aplicaciones de distinta temperatura ayudan en los casos de mala circulación que suelen desencadenar una pobre oxigenación de los tejidos y dolores consecuentes.

• Las aplicaciones que alternan frío y calor ayudan a relajar los músculos y aliviar contracturas, dolores e inflamaciones.

• La ansiedad, que incrementa la percepción del dolor, puede ponerse efectivamente bajo control mediante un baño.

• Para aliviar los dolores existen muchas sustancias que se

pueden poner en el agua, desde sales, hierbas aromáticas hasta aceites.

• El vapor, con o sin hierbas aromáticas, es muy efectivo para reducir el dolor de pecho producido por problemas en las vías respiratorias y la congestión de los senos nasales.

ALGUNOS CUIDADOS A TENER EN CUENTA

El frío es más eficaz que el calor cuando es correctamente aplicado en lesiones y áreas inflamadas, y casi todos los métodos calientes de hidroterapia terminan con una aplicación de frío. A continuación le presentamos una serie de reglas que deberá tener en cuenta cuando utilice la hidroterapia:

• El resultado de la aplicación de calor es la dilatación de los tejidos seguida por un mayor caudal de flujo sanguíneo; además, los músculos se relajan.

• Las aplicaciones cortas de frío al principio contraen los vasos sanguíneos, reducen la congestión y descongestionan los tejidos. Esto es seguido por una reacción en la que los vasos sanguíneos se descontraen y los tejidos se riegan de sangre fresca y rica en oxígeno.

• Alternar frío y calor produce intercambio circulatorio e incrementa el drenaje y la oxigenación de los tejidos.

• Como regla general debería existir, siempre, una ligera aplicación o inmersión de frío luego de una caliente (y también antes).

• Cuando se aplica calor en hidroterapia no debe ser tan caliente que queme la piel. La temperatura tiene que ser siempre agradable al cuerpo.

• Las reglas generales de las aplicaciones en frío y calor nos dicen que:

  ▪ Las aplicaciones cortas de frío estimulan la circulación.

  ▪ Las aplicaciones largas (menos de un minuto) disminuyen la circulación y bajan el metabolismo.

  ▪ Las aplicaciones de calor durante mucho tiempo dejan el área tratada congestionada y estática, y demandan frío para devolver la normalidad a los tejidos.

- Las aplicaciones cortas de calor (menos de cinco minutos) estimulan la circulación, pero mucho calor (más de cinco minutos) bajan el metabolismo y la circulación drásticamente.

• En Hidroterapia las temperaturas se definen de la siguiente manera:

Muy caliente	36-40º C	98-104º F
Neutral/ caliente	34-36º C	93-97º F
Tibio	26-33º C	81-92º F
Fresco	18-26º C	66-80º F
Frío	12-18º C	55-65º F

• Las personas con mala circulación o poca energía no deben someterse a temperaturas extremas. En esos casos es mejor alternar aplicaciones calientes y frescas que las muy calientes y frías.

• Evite hacerse un tratamiento de hidroterapia luego de la comida. Deje pasar, al menos, una hora y media.

• Los diabéticos deben evitar todos los tratamientos de calor en sus piernas.

• No utilice la hidroterapia en los siguientes casos:
▪ piel extremadamente frágil;
▪ piel irritada o entumecida por el agua;
▪ problemas serios de circulación.

LOS DISTINTOS METODOS

Las compresas frías

Indicadas para: dolor de las articulaciones, garganta, cabeza, pecho, mamas y bronquitis.

Materiales requeridos: un paño de algodón lo suficientemente grande como para cubrir el área afectada (doble para las personas con buena circulación y simple para las que no la tienen). Un paño de lana y un plástico de la misma medida, alfileres y agua fría.

Método: Sumerja el paño de algodón en agua fría y escúrralo dejándolo un poco mojado. Coloque en el área afectada y cubra con el paño de lana y el plástico. Sujete con alfileres. La compresa debe estar firme y no permitir que entre aire, como así tampoco restringir la circulación. El material frío se calienta rápidamente y permite que la persona se sienta cómoda. Luego de unas horas se seca. Aplique cuatro veces al día y puede dejarla toda la noche.

Fomentos

Indicados para: dolor y congestión muscular, lumbago, dolores menstruales, piedras en los riñones (cólicos renales).

No debe usarse en casos de: problemas en el corazón, cáncer, diabetes mellitus, afecciones circulatorias en las piernas, hemorragias, piel sensible.

Materiales requeridos: manta, toallas, agua muy caliente, bol con agua caliente y mostaza.

Método: Siéntese en una silla con los pies en agua caliente (a 40 ºC o 104ºF) con dos cucharadas de mostaza en polvo disueltas en ella. Descubra el área a tratar y tenga una manta a mano para el momento de los fomentos. Sumerja la toalla en agua bien caliente (cuanto más caliente, mejor), y colóquela entre toallas secas. Apliquelas sobre la zona con dolor y cúbrase inmediatamente con la manta. Cambie por un nuevo fomento cada cinco minutos, pero entre aplicación y aplicación coloque una toalla húmeda fría en el área de tratamiento durante cinco o diez segundos. Cuando comience a transpirar aplique una toalla fría en la frente.

Repita la aplicación de fomentos calientes tres o cuatro veces. Cuando se quite el último fomento, use una toalla húmeda y fría para friccionar el área tratada y el cuerpo entero (excepto en los casos de dolores menstruales).Luego descanse en una posición cómoda y en un lugar cálido durante media hora.

Los fomentos calientes se pueden hacer diariamente.

Ayudan a transpirar y eliminar toxinas, alivian los espas mos musculares y reducen el dolor.

Baños neutrales

Indicados para: producir relajación, reducir la ansiedad y aliviar dolores crónicos.

No debe usarse: en casos de piel muy sensible al agua o enfermedades cardíacas serias.

Materiales requeridos: una bañera y un termómetro

Método: Llene la bañera de agua caliente (36º C o 97º F), sumérjase hasta los hombros y mantenga su cabeza afuera, sobre una toalla. La temperatura no debe bajar a menos de 33º C o 92º F. La duración del baño debe ser como mínimo de 30 minutos. Cuanto más tiempo dure, mayor será la relajación que obtendrá. Luego del baño, séquese y métase en la cama como mínimo una hora.

El baño de inmersión produce relajación profunda y calma los nervios.

Aplicaciones con hielo

Indicadas para: torceduras, lesiones musculares, inflamación de articulaciones (a menos que el frío acentúe la molestia) dolor de muelas y dientes, de cabeza, hemorroides y picaduras de insectos.

No debe usarse en casos de: problemas en la vejiga, sobre el pecho con asma aguda y si las condiciones se agravan con el frío.

Materiales requeridos: un paño suficientemente grande como para cubrir el área afectada, toallas, hielo, nylon, alfileres, vendas.

Método: Envuelva hielo picado en una toalla, cierre con alfileres y coloque en la zona afectada. Cubra con nylon y use una venda para sostener el hielo en el lugar a tratar. Deje actuar durante media hora y luego vuelva a aplicar por espacio de una hora, si es necesario.

También se pueden hacer masajes con hielo. Utilice algún producto que haya estado en el freezer, hielo picado o algo de metal. Masajee suavemente en la zona con dolor, teniendo cuidado de no irritar la piel.

Inhalaciones

Indicadas para: dolores en el pecho cuando existen problemas o infecciones respiratorias, dolor de garganta y sinusitis.

Casos en los que no debe usarse: problemas de corazón

Materiales requeridos: un recipiente con agua caliente, un toallón, aceites esenciales como el del eucalipto u hojas de menta.

Método: Coloque el recipiente con agua caliente cerca suyo, en un lugar seguro donde usted pueda inclinarse y recibir el vapor. Cubra el recipiente y su cuerpo con un toallón que abarque a ambos. Se pueden poner aceites esenciales u hojas de hierbas aromáticas en el agua, para aumentar los beneficios.

Respire el vapor lenta y profundamente, sin acercarse demasiado al recipiente con agua, para no quemarse. Periódicamente use una toalla fría para refrescar su cara. Media hora de inhalaciones, tres veces por día, alivian mucho la congestión.

Baños de asiento

Indicados para: aliviar hemorroides, dolores menstruales, inflamación de la próstata, vejiga y zona pélvica.

No debe usarse en casos de: diabetes.

Materiales requeridos: los mismos que para el baño neutral.

Método: Siéntese en el agua caliente (41-41º C o 106-110 F) hasta la altura del ombligo. Si hace el baño en la bañera, flexione sus piernas de manera que las rodillas queden fuera del agua y los pies sumergidos. Coloque una toalla fría alrededor de su frente durante el tratamiento. Permanezca durante ocho minutos. Luego salga del agua, séquese y frote el área tratada con una toalla que haya estado en agua fría. En casos de problemas de próstata, mantenga la toalla fría entre las piernas hasta refrescar el áerea perianal, el recto y los testículos.

Nota: En casos de cistitis, un baño de asiento neutral (36º C o 97º F) puede ser muy útil.

Sección
***
3

Los más eficaces
remedios caseros

Introducción

Una solución para cada tipo de dolencia

Esta sección le proporcionará distintos remedios y consejos para tratar usted mismo sus afecciones y dolores. Cada problema tiene un "*menú*" de distintas recomendaciones que usted puede seguir. Le aconsejamos intentar una por vez. Por ejemplo, si pretende curar un dolor de cabeza mediante digitopuntura, aplicaciones de frío y calor, infusiones de hierbas aromáticas y ejercicios de relajación todo al mismo tiempo, es probable que le produzca más tensión y en consecuencia sea peor el remedio que la enfermedad. Use un método por vez y otórguele el tiempo necesario para ser efectivo antes de intentar con otro tratamiento.

En esta sección del libro usted encontrará distintas afecciones (tomando como parámetro desde la cabeza hasta los pies) y sus correspondientes tratamientos. Podrá optar entre remedios caseros, masajes, hidroterapia, técnicas antiestrés o terapias de manipulación (digitopuntura, osteopatía, etcétera).

Algunos tratamientos no están indicados para que la persona afectada se los aplique por sí misma. En esos casos, un símbolo (E) le advertirá que es necesario un especialista para su aplicación. El resto de los tratamientos pueden realizarse sin ningún riesgo.

Cuando usted utilice por su cuenta algunos de los tratamientos sugeridos, lea el capítulo del libro que trata la terapia recomendada (Por ejemplo, "*El poder de la Hidroterapia*") para obtener una descripción completa del método.

Si, cuando hace un autotratamiento, el dolor o la molestia persiste, déjelo de lado y concurra a un profesional. Probablemente usted utilizó el método aconsejado de manera incorrecta.

Nunca trate de hacer tratamientos que debe realizar un especialista. Así, por ejemplo, cuando le recomienden acupuntura o quiropraxia no dude en consultar a un experto que solucionará su problema en pocas sesiones.

Capítulo 10

Trastornos de la boca

AFTAS

Esta es una inflamación que se presenta en forma de úlceras en la mucosa de la boca produciendo dolor y ardor. Los niños suelen ser más proclives a esta afección que los adultos. Pueden estar causadas por antibióticos, alergias y uso excesivo de azúcar en la dieta.

CONSEJOS
• Coma ajo. Por su poder antibiótico ayudará en el proceso de curación.
• Tome yogur natural diariamente.
• Hágase enjuagues. Mezcle vinagre de sidra y agua caliente.

BOCA INFLAMADA

Los remedios caseros que se recomiendan a continuación pueden aplicarse en casos de herpes, flemones fríos, úlceras bucales e inflamación de las encías.

CONSEJOS
• Hágase enjuagues de espliego y miel. Mezcle 3 gotas de aceite esencial de espliego, una cucharadita de té con miel y 1/2 de taza de agua hirviendo. Diluya luego con agua templada y haga buches.

• Use sal. Mezcle dos cucharaditas de sal de mar y dos cucharaditas de té llenas de agua oxigenada en un vaso grande de agua caliente. Mantenga la preparación en el lugar del flemón. Luego enjuague con agua salada.

• Friccione sus encías con té de salvia. Prepare una infusión con esta hierba, filtre y agregue unas gotas de tintura de mirra. Friccione las encías y enjuague con la solución.

• Contra el herpes, prepare un enjuague de té de salvia con una pizca de jengibre seco o pimentón.

• Otros enjuagues bucales. Se pueden preparar agregando unas gotas de de aceite de eucalipto y de clavo en agua caliente o tintura de mirra diluida en agua caliente. También son efectivas unas gotas de limón y glicerina.

• Para fortalecer las encías, fricciónelas con ajo, miel o aceite de vitamina E.

LABIOS AGRIETADOS

Las quemaduras de sol, las reacciones alérgicas a la comida, y a las plantas pueden desencadenar este proceso. Debemos mantener los labios siempre protegidos, en especial cuando se lleva a cabo un deporte al aire libre. Trate de ponerles crema o vaselina, tanto durante el día como en la noche. En el verano, se recomienda usar una crema con filtro solar.

CONSEJOS
• Siempre y cuando no se tenga alergia, se pueden usar los siguientes alimentos para aliviar los labios afectados: aceite de oliva, manteca, miel mezclada con agua de rosas, zinc y lanolina.

• Moje sus labios con té de caléndula.

• Beba mucha agua. Sobre todo en invierno, es necesario beber mucho líquido para evitar los labios paspados.

• Hidrate sus labios. Para una hidratación natural,

pase un dedo por el costado de la nariz y luego frote el mismo alrededor de los labios. Así se recoge un poco del aceite que se encuentra naturalmente en esa zona.

DOLOR DE DIENTES Y PROBLEMAS EN LAS ENCIAS

Autotratamiento con remedios caseros

• Aplique varias veces al día cualquiera de las siguientes sustancias:

- aceite de clavo de olor (sedativo nervioso);
- brandy;
- extracto de menta;
- aceite de canela.

Colóquese cualquiera de ellas directamente en el diente, la encía o dentro mismo de la muela con un algodón. Los clavos de olor pueden mascarse aprovechando así el efecto calmante de su aceite.

• Para aliviar el dolor/inflamación de la muela de juicio enjuague frecuentemente la boca con solución salina. Esta remueve la presencia de bacterias y calma el dolor. Use media cucharada de sal en un vaso de agua caliente.

• Una solución de tintura de mirra (5 a 10 gotas en medio vaso de agua caliente) puede tener los mismos efectos.

• La acupuntura es muy efectiva para aliviar dolores. Téngala en cuenta en casos crónicos. (E)

Plantas medicinales

• Aplique tintura de caléndula diluida 50 a 50 con agua caliente en la zona afectada y encías inflamadas (luego de una cirugía, por ejemplo). Esto reduce rápidamente la inflamación y el dolor.

Homeopatía

• Chamomilla 3X o 6X (para dolores tipo neuralgia,

especialmente si están acompañados de irritabilidad). Ideal para los chicos.

• Aconitum 3X (muy bueno cuando el dolor es punzante).

Hidroterapia

• Masajee la mandíbula (cara externa) con hielo y el área donde se localiza el diente. Obtendrá un rápido alivio.

• Pique hielo, colóquelo en una bolsa de plástico y aplique en la zona de dolor (en la cara, como en el caso anterior, no en el interior de la boca) durante 10 a 15 minutos cada hora. Excelente para usar después de una cirugía o lesión.

Higiene dental

Recuerde cepillar los dientes 3 veces al día. Otras ayudas para conservarlos sanos: limpie la lengua con una gasa con sal y luego enjuague la boca con buches de agua y sal. Si tiene sarro, hágase enjuagues con una solución de una cucharada de vinagre blanco en un vaso de agua.

Reducción del estrés

• Todas las formas de relajación pueden ayudar a reducir los niveles de dolor.

• Respirar lenta y profundamente es siempre útil para reducir la ansiedad, principal responsable de que el dolor se acreciente.

Capítulo 11

Problemas de la piel

ARRUGAS

• Aléjese del sol. Esta es la primera línea de defensa contra las arrugas que aconsejan los expertos.

• Evite la cama solar. Produce los mismos efectos que el sol, es decir, envejecen la piel.

• Trate de no hacer gestos. Fruncir el entrecejo o la boca o entrecerrar los ojos ya que causan arrugas o profundizan las que ya existen.

• Protéjase con sombrero, anteojos de sol y filtro solar. Es la mejor manera de evitar las arrugas. Para una mejor protección colóquese el filtro media hora antes de salir al aire libre y después de nadar.

• Masajes orientales. Dicen que los chinos tienen menos arrugas. ¿Por qué? Porque tienen grandes familias, ríen mucho y hablan mucho. Parece ser que hay que tener en cuenta estos consejos y además, un secreto oriental: masajee la piel de su rostro con las palmas, yemas y pulgares de las manos. Esto estimula la circulación y suaviza las facciones.

• Cuidado con las dietas salvajes. Cuando se suben varios kilos de peso, la piel se estira. Luego, si se adelgaza pueden producirse arrugas porque la piel no se retrae totalmente, especialmente si la persona es mayor.

• Haga ejercicios, coma bien y no fume. Los tres consejos clásicos de la vida sana son buenos también para evitar la formación de arrugas.

• No use mucho el jabón. El uso excesivo reseca la piel, lo que puede provocar arrugas temporales.

• Use cremas humectantes. Estas ayudan a esconder algunas arrugas que se pueden formar en la epidermis.

• Mantenga húmedo el aire de su casa. Esto beneficia mucho la piel, ya que impide que se formen surcos temporales que a veces acompañan a la piel reseca.

• Viva sin estrés. No crea más arrugas, pero sí hace que se vean más.

• No se exceda en el maquillaje. Esto a veces logra que las arrugas se vean más. La clave para esconderlas es usar productos a base de talco (almidón).

PICAZON Y PIEL SECA

Los remedios para este tipo de afecciones funcionan bajo el mismo principio: restituir o conservar la humedad de la piel, ya sea atrayendo el agua presente en la atmósfera o evitando que se evapore. Los siguientes consejos le serán muy útiles:

• El agua caliente seca la piel por lo tanto tome baños o duchas tibios.

•Evite el jabón, que también seca la piel, o úselo poco. Sustitúyalo por jabones de glicerina o los que no contienen perfume.

•Séquese sin frotarse y aplique un humectante

mientras su piel está aún húmeda.

• Para aliviar la picazón, o las costras rojas del ec- zema pruebe con compresas de leche fría o un produc- to para baño que contenga avena refinada (que forma una suspensión en agua). Si no, muela la avena que tiene en la cocina usando un mortero o una procesa- dora de alimentos.

• En los casos severos de eczema consulte a su mé- dico.

ENFERMEDADES DE LA PIEL

Plantas medicinales

• Extracto de castaño o caléndula diluido en agua y aplicado en el área en forma de compresa (tibia o ca- liente) alivia las lesiones de la piel.

• Para el herpes facial o eczema seco agregue tres gotas de aceite de geranio a medio vaso de aceite de almendras. Aplique tres veces al día.

• Para eczema, otra receta: aceite de hisopo mez- clado con medio vaso de aceite de almendras. Aplicar diariamente sobre la zona afectada.

• Para eczema húmedo, use cuatro gotas de aceite de enebro mezclado con medio vaso de aceite de al- mendras. Aplique dos veces al día.

• La aplicación más efectiva para todo tipo de problemas en la piel (quemaduras, hongos, picaduras, heridas infectadas, etcétera) es el aloe vera en sus múltiples formas: su jugo diluido, gel o la savia toma- da directamente de la planta.

• Para grietas en la piel, use ungüento de ca- léndula.

Homeopatía

- Herpes: Natrum mur 3X o 6X.

- Para herpes o eczema: Rhus tox 3X.

- Para urticaria: Apis mellifica 3X o Urtica urens 3X.

- Bajo supervisión médica solamente se puede aplicar un baño de oxígeno (peróxido). Se realiza así: a un baño caliente se le agrega una cucharada de potasio permanganato, una cucharada de ácido sulfúrico y 300 mg de hidrógeno peróxido. Un baño de 20 minutos y luego mantener reposo ayudan en gran manera a combatir los problemas de piel (E). Insistimos: este tratamiento debe realizarse sólo bajo estricta supervisión médica.

- Para aliviar las molestias de la urticaria, eczema, reacciones alérgicas, químicas o a plantas, picaduras de insectos o ardor del sol lo mejor es realizar un baño caliente alcalino con una taza de bicarbonato de sodio en el agua.

- Para las mismas molestias enunciadas anteriormente sirve también un baño de avena. Agregue una cucharada de avena en polvo y sumerja una bolsa de tela con 450 g de avena entera, sin cocinar. El agua debe estar tibia, no muy caliente. Introdúzcase en la bañera y permanezca allí durante media hora, masajeando con una esponja las zonas afectadas. Una vez seca, masajee también la piel diariamente.

- Para las psoriasis, pase 45 minutos al día en un baño neutro con 450 g o más de sal marina disuelta en él. Luego friccione suavemente la piel.

Nutrición

- La mayoría de los problemas agudos de piel se

pueden aliviar con un ayuno (bajo supervisión médica y no mayor de 48 horas). (E)

• Para la salud de la piel tome adecuadas cantidades de vitamina A (si toma suplementos, que sean de beta-caroteno), zinc, vitaminas B y C.

• Muchos problemas de piel están relacionados con alergias (urticaria, eczema, etcétera). Por lo tanto, es necesario evitar los alimentos que dan origen al problema. El consejo de un profesional se hace necesario en estos casos.

• Para los casos de herpes simple (del frío o genital) siga una dieta baja en alimentos ricos en arginina y altos en lisina. Se aconseja consultar a un nutricionista o un naturista. La lisina retarda la actividad del virus del herpes.

Reducción del estrés

• Los ejercicios de respiración, la relajación y meditación tienen efectos benéficos en los casos de enfermedades de la piel crónicas ya que el estrés las empeora.

• La hipnosis y el biofeedback también son técnicas que pueden ayudar.

ECZEMA

Esta dolencia está causada generalmente por una reacción alérgica. Las fibras sintéticas, ciertos metales, algunas plantas, son sustancias que pueden producir esta afección, que se presenta como una simple irritación, que luego se puede transformar en ampollas y más adelante en costras de aspecto desagradable. Los niños también suelen tener esta dolencia provocada, en muchos casos, por una reacción alérgica a la leche.

En esos casos se recomienda friccionar el área afectada con aceite de girasol y darle a beber té de manzanilla y caléndula.

CONSEJOS

• Masajee la zona afectada con aceite esencial de manzanilla mezclado con aceite de almendras.

• Beba varias veces al día infusiones de manzanilla, salvia o caléndula.

• Coma mucha zanahoria cruda y haga emplastos de esta verdura. Aplíquelos directamente en la zona afectada.

• Aliméntese también de berros y use su jugo para lavar el eczema. (Fabrique el jugo exprimiendo los berros o bien poniéndolos a hervir y luego dejándolos cocinar a fuego lento durante 10 minutos. Dejar enfriar y usar).

• Use aceite esencial de rosas. Agregue al agua del baño para suavizar la piel y tranquilizar.

• Utilice aceite de vitamina E y de germen de trigo. Son muy útiles en los casos de la piel lesionada. Se aplican directamente en el área afectada.

• En las lesiones ulcerosas, aplique aceite de lavanda o espliego.

ABSCESOS, FORÚNCULOS Y ÚLCERAS EN LA PIEL

Cada una de estas molestias tiene varios tratamientos. A continuación le mostramos los más eficaces.

• Aplique azúcar o miel para abrir las heridas y

aliviar el dolor.

• Coloque aceite de tomillo usando una mota de algodón (tres gotas en taza de agua caliente) en el área del forúnculo o la herida. Esto calma el dolor y ayuda a la curación.

• Aplique en el forúnculo hojas de col directamente o en forma de cataplasma. Reemplace diariamente hasta su curación definitiva.

• Para abscesos aplique toallas calientes y frías. El agua debe tener sal *Epsom* disuelta en ella (media taza de café en un vaso de agua). Alterne dos minutos de toallas calientes con un minuto de frías. Repita 8 a 10 veces, dos a tres veces en el día.

• Si el absceso es en las piernas o en el tronco, sumérjase en un baño con sales Epsom.

• La dieta también puede ayudar. Coma alimentos crudos durante una semana (frutas y verduras solamente, con mucha agua y/o un ayuno de agua solamente durante 48 horas).

• Los suplementos vitamínicos sugeridos son: Complejo vitamina B, vitamina A, vitamina C y bioflavonoides.

SABAÑONES

CONSEJOS

• Sumerja las manos o los pies en agua caliente durante dos minutos, luego inmediatamente en agua fría, durante un minuto. Repita cinco veces, terminando con agua fría. Realice este tratamiento dos veces al día.

• Para los sabañones que no sangran, moje un paño de algodón en tintura de árnica (seis gotas en un vaso de agua), escurra y aplique en el área dolorida.

Deje la compresa durante toda la noche.

• Para ayudar a curar sabañones tome 3 g de vitamina C, 1 g de bioflavonoides, 400 I.U. de vitamina E diarias y un suplemento multivitamínico.

Capítulo 12

Trastornos comunes de la vida cotidiana

RONQUIDOS

Para un simple problema de ronquido, los especialistas recomiendan primero las soluciones fáciles, como cambiar de posición al dormir o emprender el tratamiento de las enfermedades que lo puedan causar (obesidad, fatiga, tabaquismo, alcoholismo). Si el problema es más serio, el roncador puede probar técnicas o aparatos para solucionar su problema y en el último de los casos, la cirugía.

CONSEJOS

• Eleve la cabecera de su cama colocando uno o dos ladrillos bajo ella. Esta estrategia ayuda a mantener abiertas las vias respiratorias.

• No use más almohadas; sólo curvan sus vías respiratorias y empeoran el problema.

• Evite dormir boca arriba. Esta posición aumenta la probabilidad de que ronque porque la lengua cae más atrás en la boca, acrecentando el ruido.

• Disminuya su peso. Hay una estrecha relación entre el ronquido y el exceso de peso. Cuando una persona engorda, engorda en todas partes, aun en los tejidos de la garganta. Este exceso facilita el bloqueo de las vías respiratorias.

• Evite las pastillas. Los tranquilizantes, las píldoras para dormir y los antihistamínicos son depresivos del sistema nervioso central y pueden provocar la excesiva relajación de los músculos en la garganta. Esto produce más ronquidos.

• Reduzca el consumo de alcohol. Este es depresivo del sistema nervioso central y también puede producir mayores probabilidades de padecer apnea.

• Limpie su nariz. Las congestiones nasales predisponen a respirar por la boca. Al abrirla, se cambia la posición de la mandíbula y esto puede obstruir la nariz, de manera que aumentan las posibilidades de roncar. Las personas con las vías nasales tapadas tienen que hacer mayores esfuerzos para que el aire ingrese. Esto produce un vacío en sus gargantas que junta los tejidos de la zona haciendo que vibren más.

• Bloquee el ruido de sus ronquidos. Reproducir cintas con el sonido de las olas o de una lluvia intensa, encender el ventilador, la TV o la radio entre estaciones puede neutralizar el ruido de los ronquidos. A menudo lo que despierta es la intermitencia de los ruidos. Esta estrategia, al neutralizarlos, permite un mejor descanso.

RESFRIOS

• Descanse bien. Beba mucho líquido.

• Aliméntese con sopa de pollo.

No sólo porque es un caldo muy nutritivo sino también porque su vapor contribuye a disminuir el mucus.

• Póngase almohadas bajo la cabeza.

Esto puede ayudar a que su nariz congestionada drene libremente cuando descansa gracias a que la fuerza de gravedad ayuda a eliminar el mucus.

• Para la nariz tapada, tome sopa de pollo o quédese bajo el vapor de la ducha. Los líquidos que usted bebe o inhala diluyen el mucus de la nariz y la zona superior de la garganta, lo que le permitirá respirar mejor. Use gotas descongestionantes a la hora de irse a dormir pero no prolongue su utilización por más de cinco días para evitar la reinflamación de los tejidos. Evite los descongestionantes orales si posee presión arterial alta.

• Si le gotea la nariz, use gotas descongestionantes. Luego utilice un descongestionante oral (tenga en cuenta las mismas precauciones señaladas anteriormente).

• Para el dolor de cabeza, músculos y fiebre, tome aspirinas, *acetaminofeno* o *ibuprofeno*. En el caso de chicos y adolescentes, utilice las aspririnas especialmente recomendadas para ellos. Lea el capítulo dedicado a enfermedades infantiles.

• Si tiene laringitis, hágase gárgaras con agua salada y no fuerce la voz.

• Recuerde que hay una tos buena. La tos es un mecanismo productivo, permite expeler algo que usted necesita eliminar de su pecho. Entonces use antitusivos solamente si su doctor lo aprueba y evite estos medicamentos por completo si padece bronquitis crónica o enfisema.

• Use un antitusivo cuando esta clase de tos interfiera con su sueño. Los expectorantes pueden ayudar a que usted elimine algo que molesta en su pecho. Tome un vaso lleno de agua con cada dosis de expectorante.

• Para el malestar general, beba 8 a 12 vasos de agua por día para evitar la deshidratación, una de las causas de las molestias que se sienten durante los estados gripales.

• Para evitar las recaídas descanse, aliméntese bien, camine y tome vitamina C.

- Tome un vaso de agua lentamente.

- Contraiga el pecho y tome agua.

- Tome agua del lado opuesto del vaso.

- Chupe un cubito de hielo.

- Respire dentro de una bolsa de papel, jamás de plástico.

- Asuste a la persona afectada para detener de repente la respiración.

- Coma una cucharadita de azúcar granulada. Este remedio funciona porque interrumpe los impulsos nerviosos de la boca que provocan la contracción del diafragma.

INSOMNIO

El insomnio es uno de los problemas de salud más frecuentes que llegan a las consultas clínicas y una de las principales fuentes de ingresos de los negocios farmacéuticos. El 14 por ciento de la población mundial padece de insomnio (un 16 por ciento de las mujeres a partir de los 45 años y un 10 por ciento de los hombres), siendo mayormente afectados los habitantes de los núcleos urbanos antes que los rurales. La mayoría de los problemas de insomnio se producen debido a un desajuste en el ciclo vigilia-sueño, más que en una disminución del tiempo que se pasa durmiendo.

Una buena higiene de vida y algunos remedios naturales pueden combatirlo.

CONSEJOS

- Hacer ejercicio en forma moderada durante la tarde (no antes de dormir): de esta forma el cuerpo primero gasta energía y luego se relaja para favorecer un buen dormir. Si realiza ejercicio antes de acostarse lo único que logrará es excitarse y no poder conciliar el sueño.

• Dar un paseo: es positivo para relajar la mente y el cuerpo y prepararlos para un mejor descanso.

• No dormir siesta: Este consejo tiene algunos detractores, debido a que hay personas que pueden dormir tranquilamente media o una hora por la tarde y aun así descansar bien por la noche. De todos modos trate, una vez que se levante a la mañana, de no volverse a dormir hasta la noche, de esta forma acumulará todo el cansancio del día y podrá tener un sueño más profundo.

• Evitar situaciones de alteración emocional: si su mente está estresada será muy difícil que pueda conciliar el sueño; trate de tomar las cosas con calma y relajarse antes de acostarse. Cuente lentamente hasta cien con los ojos cerrados y respire profundo mientras lo hace.

• No realizar tareas que requieran esfuerzo y concentración por la noche: porque le será difícil «desengancharse» de esas ideas y conciliar el sueño.

• Lavarse los pies con agua templada: de esta forma se relaja una de las partes del cuerpo que más sufre del estrés diario. Como se sabe, los pies son una de las partes del cuerpo que posee más terminaciones nerviosas. Al colocarlos en agua tibia conseguirá inducir un estado natural de relajación.

• Realizar ejercicios livianos de relajación muscular: cuando haga ejercicios trate que no sean violentos (aerobics, complemento de pesas, etcétera) sino de relajación o estiramiento.

• No ingerir sustancias estimulantes como té, café, alcohol, bebidas cola, y chocolate antes de ir a dormir: Estas bebidas tienen sustancias que dificultan el sueño. Tiene vía libre para ellas hasta tres horas antes de ir a la cama.

• No hacer cenas copiosas que retardan el sueño o demasiado ligeras que lo interrumpen: lo mejor es cenar por lo menos dos horas antes de acostarse. De esta manera no se sentirá ni muy lleno ni con hambre.

• No fumar antes de acostarse: El cigarrillo produce un estado de excitación difícil de controlar. La mayor parte de los fumadores aseguran que fumar los relaja, pero experiencias clínicas demuestran que esto no es así. El contenido de nicotina en el cuerpo es determinante en la conciliación del sueño.

• Adoptar la postura más cómoda para uno: lo más aconsejable en este aspecto es que usted mismo descubra cuál es la que mejor lo relaja para conciliar el sueño. La posición que triunfa por mayoría en las encuestas es boca abajo.

• Evitar los pensamientos obsesivos: trate de no pensar en su insomnio, simplemente siga los consejos de la forma más relajada posible.

• Controlar el estrés durante el día: hacer interrupciones de diez minutos en sus actividades para respirar profundamente o hacer ejercicios de relajación.

• Es conveniente no alterar el horario de sueño durante el fin de semana y en tal caso modificarlo sólo una hora, cuando se haya solucionado el insomnio: los cambios de horarios no son buenos, por lo tanto trate de mantener cierta rutina.

También tenga en cuenta los factores ambientales que pueden influir a la hora de conciliar el sueño:

• La habitación debe tener buena ventilación y de ser posible se debe dejar que entre el sol durante el día.

• La temperatura ideal del ambiente debe estar alrededor de los 15 grados.

• Tratar de evitar los ruidos.

• Utilizar un colchón firme, con funda lavable que absorba la transpiración.

• Si lo necesita procure total oscuridad, cierre o abra las ventanas. Descubra cómo se siente mejor predispuesto para dormir y respételo.

• No utilice la cama para actividades como comer o trabajar: estas condicionan negativamente para el momento de dormir.

• En cambio, hacer el amor favorece el estado de relajación que lleva al sueño.

• Generalmente suele haber una carencia de vitamina C, por lo tanto, los insomnes deben reponerla consumiendo de 1 a 3 gramos de suplementos diarios y aumentando la ingesta de sus fuentes naturales como frutas cítricas kiwis, frutillas y perejil.

• La *niacina* (vitamina B3) fue testeada en animales con dosis de 1 gramo en el momento de acostarse. Se comprobó que tenía un leve efecto tranquilizante o antidepresivo.

• La vitamina B6 (piridoxina) en ciertos individuos tiene un efecto benéfico para dormir bien, fundamentalmente para tener buenos sueños y despertarse en buen estado. Asociada a sustancias lopótropas de tipo *colina* o *betaína* tiene un efecto similar al de un somnífero.

• Para los insomnes de tipo ansioso que generalmente no tienen ganas de dormir ni de acostarse y tienen dificultades para conciliar el sueño, se recomienda evitar las cenas demasiado copiosas con demasiadas grasas saturadas de origen animal y el exceso de proteínas animales. En cambio se aconseja una cena de estilo vegetariano, con azúcares lentos que facilitan el metabolismo de la *serotonina*, la sustancia natural inductora del sueño presente en el organismo.

• Es importante en estos individuos mantener el equilibrio de calcio y magnesio, generalmente con suplementos en donde el calcio y el magnesio están en una relación de 2 a 1. Igualmente parecen efectivos suplementos indicados especialmente para la ansiedad como la *glicolola* y el *inositol* en polvo o comprimidos.

• Beber un vaso de leche tibia con una cucharadita de azúcar o miel junto con unas galletas es un remedio casero, que no por antiguo es menos eficaz.

• Baños de inmersión: provocan un efecto relajante. Se deben realizar dos horas antes de acostarse y el agua debe estar tibia, no demasiado caliente y hay que salir de la bañera antes de que el agua se enfríe para no conseguir el efecto opuesto.

• Infusiones sedativas: hay plantas con principios activos relajantes como la valeriana, el tilo, la manzanilla y la pasiflora. Las tisanas se preparan sumergiendo sus hojas o flores en una taza de agua hirviendo y se deja reposar cinco minutos. Beber una hora antes de acostarse.

• Aromaterapia: Los aceites esenciales de ciertas plantas tienen efectos relajantes. Se utilizan tanto para perfumar el ambiente con un hornillo de cerámica o para realizar masajes corporales relajantes y descontracturantes en puntos claves como los pies, el plexo solar, la nuca y la frente. Los aromas para vencer el insomnio son la rosa de Bulgaria, lavanda y naranja.

ALERGIA

Se presentan con dificultades respiratorias, estornudos, picazón y congestión nasal, irritación e inflamación de los ojos, nariz, boca, pecho, etcétera. Puede tener distintas causas, desde el contacto con productos irritantes (polvo, plumas, pelos de animales, humedad), la ingestión de determinados alimentos (mariscos, pescados, leche, huevos) hasta reacciones alérgicas debidas a ciertos medicamentos o problemas emocionales. Existe una lista de consejos de hábitos de vida que es importante seguir para combatir esta afección. Así, se recomienda a las personas afectadas alimentarse correctamente, con abundantes vegetales de hojas verdes, tomar mucha vitamina B, calcio y magnesio, evitar los alimentos procesados, beber mucha agua, tratar de no tomar alcohol, té, café, azúcar blanco y sal e intentar llevar una vida sana, con las horas adecuadas de descanso.

CONSEJOS

• Tome una cucharada de miel todas las mañanas o una cucharadita de té con gránulos de polen. La miel tiene propiedades curativas reconocidas científicamente.

• Un buen antídoto es ingerir ajo o cápsulas de este alimento diariamente.

• Para deshinchar los párpados inflamados por la reacción alérgica, aplique infusión de manzanilla fría localmente, esto los aliviará.

• Si tiene alergia a los cosméticos, utilice aceite de almendras para demaquillarse los ojos.

• Para la irritación en la garganta, el membrillo, combinado con miel y limón, ofrece excelentes resultados. Ponga en un recipiente de acero inoxidable 350 g de membrillo sin pelar cortado en trocitos. Cocinar unos minutos, retirar del fuego y dejar escurrir. Al día siguiente agregue el jugo de un limón grande y una cantidad equivalente de miel. Lleve todo el preparado a ebullición y deje cocinar a fuego lento hasta que adquiera la consistencia de un jarabe. Deje enfriar. Tome una cucharada de esta bebida cuando sienta los efectos irritantes de la alergia en su garganta.

RESACA

Es la respuesta del cuerpo el día después de haber bebido mucho. El alcohol en exceso causa deshidratación porque actúa como un diurético, por lo tanto es recomendable beber mucha agua para contrarrestar sus efectos. También ocasiona acidez, lo que se puede combatir con un gran vaso de jugo de naranja sin azúcar.

CONSEJOS

• Trate de no tomar aspirinas porque irrita el estómago.

• Para combatir la resaca desayune un yogur con miel, acompañado de germen de trigo o de avena. Otra variante: tostadas de centeno y un jugo de naranja.

• Otras buenas bebidas para calmar la resaca son la leche caliente con miel, la leche fría, soda, té de menta y agua caliente con jugo de limón o vinagre.

• Coma miel porque ayuda a eliminar el alcohol y frena el nivel de azúcar en la sangre, lo que permite sentirse más despierto.

• Aunque le parezca mentira, el alcohol saca la resaca. Pruebe tomando un Bloody Mary (una parte de vodka con dos partes de jugo de tomates y una cucharada de rábano picante), Buck´s Fizz (3 partes de champagne y 1 de jugo de naranja) o Cóctel Velvet Negro (partes iguales de champán y ginebra).

FIEBRE

Cuando la temperatura corporal se eleva el cuerpo está tratando de librarse de una infección. Como se produce, en general, debido a una enfermedad ya diagnosticada, no debe ser eliminada. Si aparece de manera injustificada en los niños, es importante llevarlos al médico. *(vea el capítulo dedicado a enfermedades infantiles).* En cuanto a la fiebre aparece acompañada de otros síntomas como los dolores musculares, problemas en el estómago, escalofríos y malestar general, el paciente debe hacer reposo en una habitación templada y aireada.

CONSEJOS

• Primero y principal, el paciente debe beber abundante cantidad de líquidos para eliminar la infección de su cuerpo. Dele de beber agua y jugos (limón, agua de cebada con limón, frutales naturales -sin azúcar y están especialmente indicados el de uva y ananá.

• Hacer baños con una infusión de borrajas (un puñado de la hierba en un litro de agua). Dejar enfriar, colar y beber.

• Masajee los pies con aceites esenciales. Combine unas gotas de salvia, tomillo, lavanda y eucalipto con aceite de almendras como vehículo.

• Existe una larga lista de hierbas indicadas para los casos de fiebre. Tienen poder refrescante y sudorífico. Beba un té elaborado con hojas de saúco, menta, calaminta, verbena, consuelda y milenrama. Solos o mezclados dan muy buenos resultados.

• Otra infusión muy eficaz es la mezcla de salvia (25 gramos de hojas frescas), 50 gramos de miel y 3 cucharadas de jugo puro de limón.

• Para los bebés, lo mejor es darles un té de manzanilla con un poco de miel y jugo de limón.

• Como la persona afiebrada no suele tener hambre, dele de comer rodajas de frutas frescas o uvas. Luego, cuando la fiebre haya bajado un poco puede suministrarle caldos, sopa de pollo o de verduras.

• Una bebida muy refrescante: cáscara de naranja, manzanilla y clavos de olor. Cubrir durante 10 minutos estos ingredientes con agua hirviendo. Dejar enfriar, colar y servir.

VARICES

Una vez que las venas pierden su eficiencia es imposible restaurar su normalidad. Lo mejor que se puede hacer es no dejar que el problema se agrave y aliviar las molestias que ocasiona. Por eso, para combatir las várices se recomienda el uso de medias de soporte, evitar estar mucho tiempo de pie y, sobre todo, descansar las piernas en alto. Médicamente la cirugía o las inyecciones que destapan las várices pueden ayudar. Mientras tanto, tenga presente estos consejos.

Autotratamiento con remedios caseros

• Si fuma, deje de hacerlo y si tiene exceso de peso, trate de alcanzar su peso ideal.

• Evite estar de pie. Cuando se siente, trate de mantener los pies más altos que la cadera. Use medias de soporte si tiene que estar mucho tiempo parado y trate de mantenerse en movimiento.

• Evite usar prendas apretadas a su cintura (cinturón, corsé) o ropa muy ajustada en las piernas (medias tipo panties muy ajustadas).

• Cuando las venas se encuentren muy doloridas aplique calor o toallas calientes en el área afectada durante 5 minutos, varias veces, luego haga una aplicación de frío durante unos 30 segundos.

Homeopatía

- Pulsatilla 3Xo Hammamelis 3X.
- Si las venas están inflamadas (flebitis): Vipera 3X.

Plantas medicinales

- El uso de aceite de limón es útil en los masajes locales, sobre el área afectada. También es bueno en baños calientes (seguidos de una ducha fría en sus piernas). Ponga seis gotas del aceite en la bañadera.

Hidroterapia

- Los baños de asiento diarios, calientes y fríos, a la mañana y la noche ayudan a aliviar la congestión pélvica y mejoran la circulación.
- Aplicaciones locales de compresas con agua tibia (30 minutos dos veces al día, si es posible). Se puede agregar aceite de caléndula o castaño.
- Aplicaciones locales de frío y calor sobre las venas. Alterne 3 minutos de calor con 30 segundos de frío. Repita 4 o 5 veces y termine siempre con frío.

Nutrición

- Es importante evitar la constipación, porque la presión en el abdomen aumenta la presión en las venas, lo que empeora el problema. Para combatir este problema, agregue más fibra a su dieta: coma más verduras, panes integrales y cereales.
- La suplementación con bioflavonoides, vitamina C (3 g diarios); vitamina E (400 I.U. diarias) y un suple-

mento multimineral diario es muy útil.

• El extracto de trigo sarraceno es un poderoso bio-flavonoide. Se lo puede tomar como té.

• Si presume que puede tener una trombosis en la vena (un coágulo que bloquee parcialmente su curso) ingiera la mayor cantidad posible de ajo (crudo o en cápsulas, 6 diarias) así como también 600 I.U. de vitamina E y 3 g de vitamina C hasta que vea al médico. Informe a su doctor lo que estuvo tomando.

Reducción del estrés

• Las posturas de yoga, tales como la parada de cabeza, en las cuales el cuerpo se invierte, ayudan a la circulación, especialmente si están acompañadas por ejercicios de respiración.

• Respirar bien ayuda a la circulación venosa. La respiración profunda y lenta, usando el diafragma, es esencial para reducir la presión en las piernas.

• Caminar es el mejor ejercicio, ya que los músculos alternan la contracción con la relajación, produciendo una acción que ayuda a las venas a mover la sangre estancada.

Capítulo 13

Trastornos y enfermedades infantiles

FIEBRE EN LOS CHICOS

Los síntomas de la fiebre incluyen severo dolor de cabeza, letargo, tortícolis, dificultades para respirar, náuseas y diarrea. La fiebre, a menos que el niño tenga síntomas que indiquen que está seriamente enfermo, puede ser tratada en casa, usualmente con *acetaminofeno*. Utilice la dosis recomendada o las que suele aconsejar el pediatra. Si la fiebre persiste por varios días, será necesario consultar al médico.

• Controle adecuadamente la temperatura de su hijo.

Aunque muchos padres con sólo tocar la frente de sus chicos ya saben si están con fiebre o no, la forma más certera de saberlo es con el termómetro. Para los chicos de 4 a 24 meses de edad, 37° C de temperatura (98,6°F) es considerado normal; 38°C - 38,6°C (100.5°F - 101,5° F) es poca fiebre; 38,6°C (101.5°F) o más, es fiebre elevada y 38,8°C (102°F) o más, es fiebre alta.

• Utilice aspirinas infantiles

No es lo mismo un cuarto de aspirina que una aspirina infantil. Utilice siempre las aspirinas específicas para niños y en las dosis recomendadas por el médico.

- Déle un baño resfrescante.

Pruebe esto si la fiebre permanece alta durante un período de 30 a 60 minutos, luego de la administración de acetaminofenos. Bañe a su hijo con agua tibia; no utilice agua fría porque el contraste de temperaturas puede provocarle un shock, ya que la fiebre ha elevado su temperatura corporal.

No lo humedezca con alcohol ni lo prive de medicamentos. Aunque los remedios no actúen tan rápidamente como el baño, su efecto se prolonga por mayor tiempo. Déle de beber abundante cantidad de líquidos: jugos de fruta al natural, té endulzado, gelatina líquida, caldos o soda.

- No lo arrope demasiado.

Vista a su hijo con ropa liviana para prevenir la retención de calor y lograr que se refresque.

- Esté atento a posibles convulsiones debidas a la fiebre alta.

Son aumentos rápidos de temperatura que ocurren en los chicos de seis meses a seis años de edad. Durante una convulsión, un chico puede flexionar y extender sus piernas y brazos, poner sus ojos en blanco y no responder a su voz. En algunos niños, la fiebre muy alta necesariamente provoca una convulsión, en otros, hasta una baja temperatura de 37,7° C (100°F) puede desatar convulsiones febriles.

Usted puede ayudar a su hijo en el medio de uno de estos cuadros, volviendo su cara hacia abajo; así la saliva no lo atragantará. Proteja y amortigüe su cabeza, brazos y piernas. La convulsión debería ceder en tres o cinco minutos. Llame a su médico si se prolonga por mayor tiempo. Una vez que el cuadro haya terminado, acuda al consejo del pediatra.

COLICOS INFANTILES

Los bebés menores de tres meses suelen sufrir de cólicos, un dolor intenso y agudo localizado en el estómago. Esta dolencia es la misma que las *"flatulencias"* de los adultos.

A veces, la causa puede ser la leche en otros casos, el agujero de la tetina puede ser muy grande, lo que hace que el bebé tome aire junto a la leche. Existen algunos calmantes sencillos. A continuación se los presentamos.

CONSEJOS

• Déle de beber agua tibia. Una cucharadita de agua hervida es una buena ayuda.

• Prepare un té de manzanilla. Use una cucharadita de la hierba en una taza de agua. Si lo desea, endulce con miel.

• Ofrézcale una infusión hecha con una cucharada de semillas de eneldo por cada taza de agua hervida. Deje reposar unos 20 minutos, cuele y déle a beber hasta que el dolor cese.

VARICELA

Si bien no se considera una enfermedad seria, es importante que ante los primeros síntomas (escalofríos, catarro nasal, dolores generalizados, náuseas y manchas rojas) se recurra al médico. Esas protuberancias con el tiempo se convierten en ampollas que luego se rompen, dejando una costra que produce picazón intensa. Hay que impedir que los chicos las rasquen porque dejan cicatrices.

CONSEJOS

• Lave las zonas afectadas con *hammamelis*.

• Déle de beber abundante cantidad de líquidos y jugos de frutas.

• Media taza de vinagre de sidra en un baño de agua tibia ayuda a calmar la irritación.

• Si al niño enfermo le han quedado cicatrices, trate de eliminarlas con aceite de vitamina E, frotado suavemente sobre la lesión.

• Déle de tomar una infusión de hierbas compuesta por caléndula, albahaca, manzanilla, poleo, verbena y bálsamo de limón. Debe ingerirla varias veces al día con un poco de canela, miel y limón.

SARAMPION Y RUBEOLA

Los principales síntomas son la fiebre, debilidad, tos, ojos llorosos, catarro nasal, dolor de cabeza y posibles trastornos digestivos. Luego, la temperatura comienza a descender y aparecen úlceras blanquecinas en la boca. A los pocos días, la fiebre continúa y aparece una erupción rojiza detrás de las orejas y en la frente que se extiende, finalmente, a todo el cuerpo.

En el caso de la rubéola, los síntomas a tener en cuenta son la irritación de garganta, dolor de cabeza, fiebre y amígdalas inflamadas. Luego, aparece la erupción. Comienza detrás de las orejas y se extiende a todo el cuerpo.

Para ambas enfermedades se debe consultar al médico; sin embargo, hay algunas recetas caseras muy eficaces para calmar la picazón y las molestias. Son las siguientes y valen para las dos dolencias.

CONSEJOS

• Dieta de verduras, frutas frescas, jugos naturales.

• Para calmar la irritación, son válidos los consejos sugeridos para la varicela.

• Para la tos, masajee la espalda del pequeño con aceites esenciales de eucalipto, tomillo o lavanda diluidos en aceite de girasol.

• Si el dolor de oído es persistente, recurra al médico. Si está medianamente controlado, vea *"dolor de oídos"* en el capítulo dedicado a problemas de garganta, nariz y oído.

• Para calmar los dolores de garganta son buenas las gárgaras con lavanda y miel.

• Prepare una infusión con milenrama, verbena o una mezcla de melisa, flor de saúco, caléndula y menta.

PAPERAS

Los principales síntomas de esta enfermedad son una gran falta de energía, inflamación en la zona anterior al oído, que luego se extiende al cuello. Generalmente, se inflama un lado antes que el otro. Luego, se suelen inflamar otras glándulas del cuerpo, como los ovarios y testículos y, pese a la crencia general, no existe ningún riesgo de esterilidad. Lo más importante es mantener al pequeño paciente tranquilo, en reposo y aislado hasta estar seguro de que pasaron los momentos más riesgosos para el contagio.

CONSEJOS

• Para aliviar el dolor, aplique compresas calientes

alrededor del cuello.

• También, es bueno friccionar todo el cuello con aceite de lavanda o salvia disuelto en un poco de aceite de girasol.

• Prepare una infusión de manzanilla y malvavisco (25 gramos de cada una en una taza grande de agua hirviendo). Deje enfriar y sirva con una pizca de jengibre y miel. También, es eficaz un té de ortiga (en la misma proporción).

• Como en las enfermedades anteriores, la dieta debe ser a base de frutas, verduras frescas y jugos naturales.

DIENTES DE LECHE

No hay muchos tratamientos para aliviar a un bebé que está cortando los dientes. Quizá uno de los más efectivos sean los mimos. Pero de todas maneras, le sugerimos algunos.

CONSEJOS

• Déle agua para beber. Esto le refrescará la boca y le causará un poco de alivio.

• Un poco de miel friccionada en la encía ayudará a que el diente salga más fácilmente.

• Una vez que el niño pueda comer comida sólida, podrá ayudarlo en este proceso dándole manzanas, zanahorias, o un pan para que pueda ablandar o masticar.

• Ofrézcale infusiones. Prepare tes de manzanilla, toronjil o verbena, son hierbas seguras y recomendables. Haga la preparación con 1 cucharadita de cualquiera de las hierbas y una taza de agua. Hierva durante diez minutos, luego cuele y déle a beber en cucharadas.

Capítulo 14

Trastornos del aparato digestivo

DOLOR EN EL ABDOMEN Y PROBLEMAS DIGESTIVOS

Existen muchas formas de dolor abdominal que van desde la apendicitis, pasando por problemas en la vesícula, hasta la simple indigestión. Las causas pueden incluir problemas en los intestinos, riñones, estómago, hígado, páncreas, ovarios, útero y vejiga y también puede no encontrarse la causa.

Cuando el dolor abdominal es crónico (ocurre de manera regular y constante)puede deberse a una úlcera. Estas producen dolor en el área del estómago, en un radio semejante a una mano, y comúnmente empieza tan pronto se empieza a comer. Por otro lado, los dolores duodenales (intestinos) son más precisos, se los puede marcar con la punta del dedo y comienzan cuando la persona no se está alimentando.

Otras lesiones menos serias son las infecciones que producen diarreas, la constipación, los gases (que ocasionan cólicos en los chicos y dolor en los adultos). Esta última causa puede estar producida por una pobre secreción de enzimas y jugos digestivos, lo que lleva a una asimilación incompleta de los alimentos y la consecuente fermentación; malos hábitos alimenticios; fumar; desarrollo de bacterias como la *candida albicans* resultado del tratamiento prolongado con antibióticos; intolerancia a ciertos alimentos, como el trigo y la leche; o hasta tragar aire -aerofagia- especialmente en personas que son muy ansiosas y respiran mal (ver las indicaciones para «*Dolor en el pecho*», en el capítulo correpondiente).

Si el dolor es muy agudo, está perdiendo peso, sus deposiciones son escasas y oscuras o ve sangre en ellas, si tiene una diarrea que no se corrige en un par de días, si presenta dolor en la parte superior del abdomen y el color de su piel o el blanco de sus ojos se ha vuelto amarillo, vaya inmediatamente al médico.

Autotratamiento con remedios caseros

• **Nota:** Es conveniente que usted trate de ver cuál es la causa del dolor, para poder aplicar la técnica más precisa y que le dará mejores resultados.

• El método más seguro y efectivo de tratar un problema digestivo es realizar un ayuno de 48 horas, comiendo sólo manzanas o jugo de zanahorias.

• Si está constipado use una enema, un supositorio, tome dos cucharadas de aceite de linaza con mucha agua o tome leche de magnesia. Cualquiera de los cuatro tratamientos son buenos.

• Para aliviar el dolor de hemorroides use aplicaciones calientes y luego frías (incluso es bueno utilizar un duchador de mano, alternando agua fría y caliente o aplicar toallas mojadas con las dos temperaturas). Siempre termine con las aplicaciones frías. Luego colóquese vaselina.

• La hinchazón puede eliminarse tomando pastillas de carbón después de las comidas.

• Las compresas frías (o tibias) alivian los dolores

abdominales luego de 20 minutos de aplicación. Deje actuar hasta que el paño se seque (unas 8 horas).

• Para aliviar la acidez, tome lentamente un té de cualquiera de estas hierbas: menta, perejil, manzanilla u hojas de frambuesa.

• Si la indigestión está acompañada por muchas flatulencias tome una infusión de angélica, masque sus hojas o coma la raíz cruda del vegetal.

Plantas medicinales

• El jugo de aloe vera (25-50 gramos) en un vaso de agua tomado tres veces al día, tiene una suave influencia en todo el aparato digestivo. También, puede eliminar bacterias como la *candida*.

• La menta (en todas sus formas) es una excelente ayuda para normalizar los problemas recurrentes de digestión, aunque no para la acidez, como ya hemos visto.

• La raíz de jengibre es buena para regularizar la digestión. Parece que su acción radica en absorber los ácidos excesivos. Dos o tres cápsulas de esta poderosa raíz después de las comidas, calma los problemas de acidez estomacal.

• El polvo de carbón mezclado con un poco de aceite de oliva es muy útil para tratar el dolor por distensión abdominal y flatulencias. También el dolor de intestinos puede aliviarse tomando pastillas de carbón tres veces al día.

Homeopatía

• Carbo vegetalis 6X para la indigestión y flatulencias.

• China 3X para la indigestión y la diarrea.

• Nux vomica 6X para la indigestión que sigue luego de comer alimentos muy grasos.

• El dolor producido por hemorroides se puede aliviar tomando Hammamelis 3X o Nux vomica 3X.

Hidroterapia

Las siguientes técnicas son útiles para toda clase de trastornos abdominales, agudos o crónicos, incluso hernias.

• Compresas frías (o tibias) en el abdomen durante toda la noche.

• Compresas frías y calientes alternadas o fomentos en el estómago, en el área del hígado y columna.

• Toallas calientes en el área del estómago, después de las comidas.

• Para el dolor producido por hemorroides realice baños de asiento. Cuando la zona se encuentre menos inflamada, alterne baños fríos y calientes.

Nutrición

• La mayoría de los problemas digestivos se mejoran teniendo en cuenta los siguientes consejos:

   ■ coma lentamente,

   ■ mastique bien,

   ■ evite las grandes cantidades de alimentos,

   ■ no combine nunca frutas y verduras,

   ■ tampoco junte frutas con almidón (pastas, por ejemplo),

   ■ tampoco líquidos con sólidos,

■ evite la comida frita y las especies muy picantes,

■ trate de no comer comidas muy frías o muy calientes,

■ no coma demasiado cuando esté estresado o enfermo (especialmente si tiene fiebre).

• Las alergias alimenticias causan problemas digestivos, de la misma manera ocurre cuando no hay enzimas suficientes para realizar la digestión. En estos casos, lo recomendable es acudir al especialista médico.

• Hacer un ayuno (tomando sólo agua o jugos diluidos) durante 24 ó 48 horas es la mejor forma de tratar los problemas digestivos.

• Muchos propblemas que causan dolor, incluso la hinchazón, los gases, colon irritable y constipación se deben al desarrollo de bacterias (*candida albicans*). Esto suele ocurrir cuando se han tomado antibióticos o esteroides durante mucho tiempo, lo que produce la alteración de la flora intestinal. Este problema debe tratarlo un experto en nutrición. Utilizar sustancias antihongos (ajo, aloe vera, aceite de oliva, aceite de coco) y reconstituir la flora intestinal (mediante la ingesta de yogur) es el mejor tratamiento. Además, recuerde hacer un consumo bajo de azúcar.

• Un remedio casero eficaz para la acidez es tomar vinagre de manzana diluido en agua.

• Es útil tomar enzimas digestivas (se pueden conseguir en algunas farmacias) con las comidas, lo que ayuda a la digestión de los alimentos y evita la formación de gases provenientes de la fermentación de los alimentos parcialmente digeridos.

Masajes y tratamientos por manipulación

• Si los músculos de la espalda están muy cortos y

tensos puede ocurrir que, por reflejo, los músculos abdominales se debiliten y, en consecuencia, los órganos internos cedan. Si esto ocurre en alguien con problemas digestivos crónicos, incluso constipación, la osteopatía y otros tipos de tratamientos semejantes pueden ser muy útiles.

• La osteopatía y la quiropraxia también pueden ser eficaces en el tratamiento de hernia.

• Un buen masaje puede ayudar en los casos de dolor abdominal crónico , especialmente relacionados con órganos caídos y constipación.

Reducción del estrés

• El biofeedback es muy útil en los casos de colon irritable, úlceras y constipación.

ACIDEZ

En la mayor parte de los casos, esta afección está producida por el reflujo ácido. Lo que significa que parte de los jugos digestivos que normalmente se encuentran en el estómago, salen de él y suben hacia el esófago, el conducto que une la boca y el estómago. Existe una válvula entre estos dos órganos que normalmente impide a los ácidos del estómago entrar en el esófago. Pero cuando el ácido estomacal aumenta por el chocolate, el café o los cigarrillos -por nombrar sólo algunos- puede cortar e irritar el delicado tejido que cubre el tubo del esófago causando una sensación de ardor. Estos jugos gástricos están compuestos por sustancias corrosivas, sin embargo, no afectan al estómago porque éste tiene un recubrimiento que lo protege. El problema es que el esófago, no lo tiene, en consecuencia, cuando los ácidos suben, el esófago se *"quema"*. A veces es tanto el daño que es posible creer que se está padeciendo un ataque al corazón.

CONSEJOS

• Tome un antiácido. Elija uno de venta libre y no lo use más de dos meses, ya que podría encubrir otro problema.

• Trate de no acostarse. Si se siente mal, se sentirá peor si se acuesta en forma horizontal. Trate de recostarse elevando la cabecera de su cama de 10 a 15 centímetros, colocando tablas de madera (las almohadas no sirven).

• No coma de más. Esto hará que una mayor cantidad de jugos gástricos se desplacen hacia su esófago.

• No se deje llevar por mitos. La menta y la leche no son buenos para aliviar la acidez. Al contrario, empeoran las cosas. La menta hace que se relaje la válvula que contiene los ácidos fuera del esófago y aunque la leche inicialmente calma, su calcio estimula al estómago a secretar más ácido.

• Tome raíz de jengibre. Tiene muy buenos efectos contra la acidez. Tome una cápsula justo después de la comida.

• No se exceda con la cafeína. El café, té y bebidas gaseosas contienen esta sustancia. Trate de no consumirlas en exceso, porque pueden irritar un esófago ya irritado.

• Evite el chocolate. Tiene mucha grasa y cafeína, los más grandes amigos de la acidez.

• Ventile. Trate de evitar el humo del tabaco porque relaja el esfínter y aumenta la producción de ácido.

• Cuidado con las frutas ácidas. Las naranjas y los limones pueden producir dificultades. Trate de evitarlos.

• Váyase a dormir por lo menos, dos horas y media después de que comió.

• Tómese la vida de otra manera. La tensión puede producir un aumento en la producción ácida estomacal.

• Si no tiene ningún antiácido a mano, trate de tomar un gran vaso de agua fría que arrastra los ácidos hacia el estómago donde se diluyen.

• Las mezclas antiacidez contienen carbonato de calcio, por lo tanto también podrían provocar una secreción excesiva de ácido, pero el contenido de antiácido lo neutraliza.

PROBLEMAS INTESTINALES

Diarrea

Una diarrea ocasional es el medio que utiliza el cuerpo para limpiarse de bacterias o virus que puedan infectar su intestino. En la mayoría de los casos, lo mejor es dejar que siga su curso. Sin embargo recuerde:

• Necesita reponer suficiente cantidad de líquidos a su organismo.

• La diarrea elimina sus reservas de sodio y potasio, por lo tanto las bebidas mineralizadas son una buena opción. Pero además tiene otras alternativas, como los caldos para recuperar el sodio perdido y los jugos de fruta para el postasio. Si no puede tolerar los jugos, trate de agregar algo de sal dietética a su caldo.

• Además, la diarrea causa una deficiencia temporaria de la enzima de la lactasa, necesaria para digerir la lactosa de la leche, por eso se recomienda evitar la leche y otros productos lácteos -excepto el yogur- durante por lo menos una semana.

• Los cultivos activos -sobre todo el *acidofilus*- que se encuentra en el yogur, pueden ayudar porque restauran las buenas bacterias del intestino. Esta teoría es aceptada por muchos expertos, especialmente en el caso de las diarreas causadas por antibióticos como *amoxicilina* que no sólo barre las bacterias invasoras, sino también las protectoras.

• Prefiera los líquidos transparentes como caldos, jugos y gelatinas para darle a su intestino la oportunidad de descansar.

• Cuando vuelva a las comidas sólidas recuerde las bananas, el arroz, el puré de manzanas y las tostadas. La banana y la pectina del puré de manzanas contienen potasio, el arroz es fácilmente digerible y las tostadas (sin manteca por supuesto) agregan volumen a las heces.

Aunque la mayoría de las diarreas no son serias, se hace indispensable buscar ayuda médica cuando:

■ el afectado es un bebé, un anciano o cuando además hay alguna enfermedad viral.

■ los síntomas no desaparecen a los dos días.

■ la diarrea está acompañada con fiebre prolongada y severos dolores abdominales, amarillismo, o debilidad extrema.

■ el desecho contiene sangre, pus o moco.

■ no puede retener ni comida ni líquidos.

Constipación

Trate de no tomar grandes cantidades de laxantes artificiales, porque sus intestinos pueden hacerse dependientes de ellos para cumplir sus funciones normales. Lo primero que debe hacer es beber grandes cantidades de agua y asegurarse una buena cuota de fibras en la forma de granos enteros (cereales integrales), frutas, verduras y legumbres. Pero tenga cuidado: si su consumo de fibras habitual es bajo, comience a aumentarlo gradualmente, para evitar gases, vientre hinchado e incluso diarrea.

• El remedio clásico es la compota de ciruelas que funciona como un estimulante natural. Pero trate de no pasarse de una porción (de 4 a 6 ciruelas grandes.)

• Piense que cuando usted se mueve, también lo hacen sus intestinos, por lo tanto haga ejercicio. Caminar es el más simple, pero también muy efectivo.

• Si necesita un laxativo utilice alguno elaborado a base de fibras vegetales, fundamentalmente los que contienen semillas de *psyllium*.

Capítulo 15

Trastornos derivados de la alimentación

OBESIDAD

El exceso de tejido adiposo depositado por todo el cuerpò en especial en abdomen, muslos y nalgas se debe al consumo de azúcares refinados por demás y al consumo habitual de alimentos incompatibles; en otros casos, la obesidad tiene origen glandular, pero estos trastornos también pueden ser el resultado directo de malos hábitos alimentarios, de manera que pueden corregirse con la misma terapia nutricional que sugerimos a continuación:

• Jugo de zanahoria: limpia de desechos el aparato digestivo, desintoxica el hígado y equilibra el sistema endocrino, todo lo cual ayuda a curar y prevenir el exceso de peso. Tome un litro por día.

• Espinaca: Esta verdura cruda es uno de los antídotos naturales contra el estancamiento del intestino inferior, una causa frecuente de obesidad; consumir cruda, en ensaladas o en jugo. Mezcle 6 partes por cada 10 partes de jugo de zanahoria. Tome 1/2 litro a 1 litro por día.

• El jugo de col cruda limpia el estómago y el intestino, con lo que mejora la función digestiva y facilita una rápida eliminación. Mezclar con jugo de zanahoria a partes iguales y beba 1/2 litro al día.

• Jugo de zanahoria, pepino y remolacha: un síntoma muy importante de la obesidad es la acidosis de la sangre y los tejidos. La bebida confeccionada con estas verduras tiene poderosas propiedades alcalinizadoras en la corriente sanguínea y los riñones, lo que favorece la eficacia del metabolismo. Mezcle 10 partes de zanahoria, 3 partes de remolacha y 3 partes de pepino. Beba 1 litro diario.

• Otros alimentos aconsejados: Todas las verduras y frutas crudas, que proporcionan las enzimas activas, minerales orgánicos alcalinos y mucha fibra, ideal para controlar el apetito y tener sensación de saciedad.

• Alimentos a evitar: Son los que están casi siempre prohibidos en las dietas: féculas y azúcares refinados, (pan blanco y productos de repostería) carnes muy cocidas, chocolate, leche entera, huevos cocidos, carnes grasas y alcohol.

COLESTEROL ALTO

Esta sustancia es esencial para el organismo: constituye las membranas celulares, el sistema nervioso, la vitamina D, algunas hormonas y las sales biliares. Sin embargo, su exceso en la sangre expone al padecimiento de incidentes cardiovasculares, cerebrales o coronarios. Existen dos tipos de colesterol: el LDL (malo) y el HDL (bueno). Cuando se padecen problemas de altos niveles de colesterol, es preciso reducir el LDL y tratar de aumentar el HDL, la fracción protectora de esta sustancia. Una dieta baja en grasas y la actividad física son el binomio perfecto para reducir el colesterol y con él, los riesgos de padecer enfermedades coronarias. Algunos cambios en los hábitos de vida cotidianos también pueden aportar grandes beneficios.

• Realice paseos diarios. Los ejercicios aeróbicos, como las caminatas, la carrera o la bicicleta pueden elevar los índices de HDL hasta el 20 por ciento.

• Disminuya su peso. Si usted está excedido de peso, perder esos kilos de más será la mejor manera de elevar su HDL. Las personas que tienen su peso ideal sobrepasado en más de un 30 por ciento, generalmente presentan muy bajos índices de HDL. Una combinación de dieta y ejercicios asegurará los índices protectores del colesterol.

No es cuestión de perder grasas de cualquier manera sino hacerlo en la forma correcta de modo de no eliminar el colesterol bueno. La actividad física contrarresta la disminución de los índices de HDL producidos por una dieta baja en grasas. ¿Cuánto peso se debe perder? Eso dependerá de su contextura. Un dietólogo o un nutricionista podrá determinar con precisión su sobrepeso.

• Fume menos. Considere la posibilidad de disminuir el consumo de cigarrillos, dejar de fumar o mantenerse alejado del humo del tabaco ya que éste contribuye a disminuir los niveles de HDL tanto en los fumadores activos como en los fumadores pasivos. Practicar gimnasia y dejar de fumar es el dúo perfecto en la prevención de enfermedades coronarias.

• Según la terapia nutricional, los alimentos permitidos para quienes padecen niveles altos de colesterol son las frutas y verduras frescas, los granos enteros, productos lácteos descremados, legumbres, castañas, pescado (salmón, atún, trucha y caballa), carnes rojas y blancas magras en cantidades apropiadas. Todos estos alimentos tienen vía libre en la dieta diaria.

• Ciertos alimentos deben consumirse en pequeñas cantidades para que no generen peligro para la salud, como la miel, café y té descafeinados, salsa de soja con poco contenido de sodio, productos lácteos descremados, aceites monosaturados (oliva, maní, y avellana) y poliinsaturados (aceite de maíz, soja, girasol), paltas y aceitunas.

• En casos de colesterol alto están prohibidas las grasas animales (saturadas), manteca, mayonesa, carnes grasas, productos lácteos enteros, sal, yema de huevo, y comidas fritas.

• Considere una terapia de estrógenos. En las mujeres, entre los 45 y los 55 años los niveles de HDL se mantienen mientras que el LDL y colesterol total se elevan. Parece ser que estos cambios se deben a la menor cantidad de estrógeno -la hormona femenina- circulando por el cuerpo durante y después de la menopausia. Cuando se prescribe a la paciente una dosis de estrógeno, el LDL disminuye cerca de un 10 a un 12 por ciento y el HDL aumenta un 16 a un 20 por ciento lo que significa una reducción de los riesgos en más de un cincuenta por ciento. Consulte a su médico.

• Tome niacina. Esta vitamina es muy conocida por su poder para disminuir el colesterol malo (LDL) y estimular el HDL. Es tan efectiva que suele ser uno de los primeros tratamientos que se recomienda a la gente cuyo colesterol no responde a la dieta, actividad física y otros cambios en su estilo de vida. La cantidad de niacina debe prescribirla únicamente el médico. Las personas que padecen úlcera de estómago, problemas en el hígado, diabetes o gota no son buenas candidatas para esta vitamina porque puede agravar sus afecciones. (E)

• Tome vitamina C. Cuanto mayor es la cantidad de vitamina C que circula por su sangre, más altos son los niveles de HDL. Las personas que consumen 180 miligramos diarios de vitamina C tienen un 5 a un 10 por ciento más altos los niveles de HDL que quienes no incluyen esta vitamina en sus dietas. Aunque no es una gran diferencia, constituye una reducción sustancial en los riesgos de ataques cardíacos.

• Reduzca el consumo de grasas a un 25 por ciento de sus calorías. Las grasas monosaturadas incrementan los niveles de colesterol bueno. Reemplace las grasas saturadas por las monosaturadas y entre ellas, opte por el aceite de oliva, uno de los mejores aliados a favor de su salud. Recuerde que las grasas monosaturadas son las vegetales (excepto el coco y algunos aceites vegetales, como los que se usan para fabricar la margarina) y las grasas saturadas, las animales -especialmente la piel- y casi todos los lácteos enteros.

• Coma pescado. Los ácidos grasos omega 3 provenientes del pescado incrementan los niveles de HDL y disminuyen la producción de LDL. El atún, caballa, salmón y sardinas pueden aumentar el colesterol bueno en casi un 12 por ciento.

• Aprenda a relajarse. La reducción del estrés es esencial para disminuir las posibilidades de enfermedades cardíacas. Sin embargo, no es crucial. La dieta, la actividad física, la pérdida de peso y dejar de fumar son las claves fundamentales para disminuir los riesgos cardíacos.

• Algunos alimentos son casi claves para prevenir la acumulación de colesterol: el ajo, la cebolla, el yogur, el aceite de hígado de pescado, la manzana. Trate de incluirlos en su dieta diaria.

• Tome lecitina, vitaminas B8, B6, B15. Previenen la acumulación de grasas en el hígado y preservan el rol de este órgano en la regulación del colesterol. Se encuentran en los granos enteros de cereales, habas, arroz integral, sésamo, levadura.

• El cromo es también eficaz porque favorece la síntesis de la fracción buena del colesterol, el HDL. Principales fuentes naturales: levadura, cereales integrales, pimienta negra, tomillo.

• El selenio y el zinc impiden que los radicales libres ataquen la pared de los vasos sanguíneos. Están presentes en: rábanos, hongos, levadura, cereales integrales, trigo germinado, cebollas.

• Tome vitaminas B3, B6, C y E. Previenen los depósitos de colesterol. Se encuentran en la levadura, cereales integrales, pescado. Verduras de hoja, aceite de hígado de bacalao.

• Aumente su consumo de fibras. Estas encierran las grasas y disminuyen su paso a la sangre. Se encuentran en los cereales integrales, arvejas, porotos, zanahorias, espinacas, damascos, duraznos e higos.

• La vitamina E, C, cromo y los bioflavonoides son indispensables para proteger los vasos sanguíneos. Se encuentran en: los cítricos de todo tipo y en mayor cantidad en las cáscaras y membranas de limón, naranja y uva.

• La avena y el salvado son alimentos que reducen naturalmente el colesterol: inclúyalos en su dieta diaria.

• En la yema del huevo reside la mayor cantidad de colesterol, se las debe comer con moderación. Las claras, en cambio, se pueden incluir en la dieta sin ningún problema.

• Un dato por lo menos alarmante: el exceso de televisión contribuye a elevar los índices de colesterol no sólo en adultos sino también en los niños porque predispone a la vida sedentaria y a las comidas rápidas.

• Los suplementos de aceites de pescado también reducen el colesterol.

CELULITIS

La celulitis tiene su origen en una deficiencia circulatoria que ocasiona mala oxigenación y nutrición de los tejidos, además de acumulación de toxinas. Sus síntomas son: flaccidez, deformaciones, abultamientos y alteraciones en el aspecto de la piel.

Las zonas afectadas son principalmente las extremidades inferiores, los glúteos, caderas, abdomen, brazos y nuca. Existe una serie de hábitos de vida que es preciso cambiar para mejorar y combatir esta afección.

• La dieta, la gimnasia y la modificación de ciertos hábitos de vida constituyen el primer paso para romper el círculo vicioso de esta enfermedad; atacar las causas y eliminar las consecuencias serán el resto.

• Decir dieta para quien padece celulitis no significa disminuir las calorías. Las dietas hipocalóricas son contraproducentes ya que no están dirigidas al problema sino a eliminar grasas. Además, la carencia de azúcar desencadena mayor ansiedad, una alteración que se debe mantener a raya para obtener buenos resultados en el tratamiento anticelulítico.

• Lo fundamental es limpiar el organismo haciendo más fácil la evacuación intestinal, impidiendo la sobrecarga del hígado y activando la función de los riñones que eliminan la acumulación de los desechos orgánicos.

• Para limpiar el organismo de impurezas es indispensable beber tres litros diarios de agua, evitar el consumo de sal e incluir en la dieta cotidiana alimentos que beneficien su aparato digestivo: en especial, verduras, frutas frescas y cereales.

• Para los casos de celulitis la terapia nutricional recomienda consumir arroz integral, pescados (merluza y lenguado), frutas y verduras frescas, cereales, galletitas de soja, lácteos descremados, carne de vaca (desgrasada antes de su cocción) pollo (sin piel), quesos blandos (blanco, ricota) y quesos descremados (port salut).

• Existen alimentos que hay que evitar por todos los medios. Esto son: el alcohol (incluida la cerveza y el vino), frituras, leche y yogur enteros, gaseosas, café, maníes, nueces, postres muy dulces, galletitas saladas, salchichas, fiambres, embutidos, hamburguesas no caseras, productos envasados con conservadores químicos (ketchup, mayonesa, mostaza), pescados, carnes y legumbres enlatados, comidas envasadas, caldos en cubitos, condimentos picantes.

• Trate de evitar también el cigarrillo, la gimnasia extenuante, el trote aeróbico, los deportes bruscos o que agredan los tejidos (equitación, hockey), los masajes agresivos en el sitio afectado, el exceso de baño turco, sauna o ducha escocesa, el sedentarismo, estar mucho tiempo parada, la sobreexigencia, rutinas, estrés, la ropa apretada, los tacos altos y las fajas reductoras.

• Trate de hacer ejercicios para favorecer la circulación, como la caminata, natación o cualquier otro deporte no violento. Las pesas y aparatos no están contraindicados.

• El drenaje linfático y los masajes relajantes y correctivos son muy útiles. También se puede recurrir a los baños de inmersión con sales o baños de vapor caseros.

• Descanse con las piernas en alto y trate de usar ropa suelta y calzado cómodo.

• Tome Vitamina C (2 g/diarios). Permite disminuir la permeabilidad de los vasos y la infiltración a nivel de los capilares. Esta vitamina es indispensable para la acción de dos enzimas (la *prolina hidroxilasa* y la *lisina hidroxilasa*) que son esenciales para la síntesis del colágeno.

• Tome vitamina B6 (500 mg/d.). Es necesaria para la síntesis del colágeno. Favorece la eliminación del agua, aumenta la destrucción natural de los estrógenos por parte del hígado y disminuye el estrés. Sus principales fuentes naturales son: levadura, cereales, legumbres y frutas.

Capítulo 16

Trastornos ginecológicos

DOLORES MENSTRUALES

Como ocurre en muchas áreas del cuerpo (pecho, abdomen) los problemas en esta región son diversos y con muchas causas posibles, desde infecciones hasta desequilibrio hormonal. Existen también simples razones estructurales para algunos problemas.

A continuación , le mostramos algunas maneras de controlar el dolor en la zona pélvica.

Autotratamiento con remedios caseros

• Los calambres menstruales y vaginales (vaginismo) se alivian con un baño de inmersión caliente (que sea tolerable). Agregue al agua sal Epsom o bicarbonato de sodio. Permanezca en el baño durante media hora.

• Baño de asiento bajo las mismas condiciones.

• No use baño de inmersión si tiene una hemorragia. En esos casos utilice agua fría. Si sufre un espasmo, no use baños fríos.

• Haga ejercicios. Una caminata enérgica y la respiración profunda calman los dolores menstruales a muchas mujeres.

• Masajee la baja espalda. Si lo hace correctamente, notará un alivio inmediato.

• El autotratamiento con digitopuntura puede ser útil. Busque el punto a tratar unos 5 centímetros bajo el ombligo. Presione en ese lugar y al mismo tiempo inhale. Luego ceda suavemente la presión mientras exhala. Repita este ejercicio diez veces.

• Si tiene dolor de espalda a causa del período menstrual, tome dos pelotitas de tenis, colóquelas en una media, átela y acuéstese sobre ellas. Hágalo de manera que se ubique una pelota a cada lado de la columna, de manera que sienta cierto alivio. Generalmente esa zona es a nivel de las últimas costillas. Mantenga durante algunos minutos.

• Si la molestia es en la vagina (picazón) y está ocasionada por hongos o una infección haga lo siguiente:

▪ Aplique yogur en el área afectada (con *acidofilus*, mejor). Si la picazón es interna, utilice un tampón sumergido previamente en yogur durante unas horas.

▪ Lave la zona con jugo de aloe vera diluido. También es útil vía tampón.

▪ El vinagre diluido es también bueno para aliviar la picazón.

▪ Los métodos de relajación y respiración son muy útiles. Practíquelos cuando esté libre de dolor y cuando las molestias la afecten, hágalos 2 veces al día durante 20 minutos.

▪ En los casos crónicos, la acupuntura puede ser muy eficaz.

Plantas medicinales

• El jengibre, comido o en infusión, calma los dolores menstruales.

• El ajo tiene buenos efectos, especialmente cuando la menstruación es abundante y muy dolorosa. Consúmalo en las comidas o en tabletas (6 cápsulas por día).

Aromaterapia

• El aceite de alcaravea (seis gotas en el baño) es bueno para el tratamiento de aromaterapia contra los calambres menstruales.

• Para infecciones vaginales use aceite de salvia (seis gotas en el baño) o realice lavados en la zona afectada (tres gotas en el bidet).

Homeopatía

• Para dolores tipo calambres que se alivian con calor: Mag phos 3X.

• Si el dolor es muy fuerte y se siente irritable: Chamomilla 3X. También es útil Colocynthis 6X.

Hidroterapia

• Las aplicaciones de calor pueden suministrarse una semana antes de que empiece el período menstrual. Asegúrese de que durante ese lapso y mientras dure la menstruación sus pies y piernas se mantengan calientes.

• Alterne baños de asiento calientes y fríos dos veces al día (es decir, dos veces el circuito frío-calor) para aliviar dolores menstruales -si no existe un espasmo agudo- y congestión pélvica.

• Para los dolores menstruales aplique una bolsa de hielo en el área pélvica (bajo vientre), 15 minutos por día.

• Para los dolores premenstruales aplique fomentos calientes en el bajo vientre. Repita cada cinco minutos o más, tres veces seguidas. Si es posible acompañe con un baño de pies caliente y aplicaciones de frío en la cabeza. Cúbrase luego con una manta. Repita dos o tres veces al día antes de que comience el flujo menstrual.

Nutrición

• Los siguientes suplementos son muy eficaces contra las menstruaciones dolorosas e irregulares:

- magnesio (500 mg diarios);

- vitamina B6 (200 mg diarios);

- vitamina E (400 mg diarios), especialmente si existe dolor y sensibilidad premenstrual en los pechos;

- aceite de prímula (1.500 mg diarios).

Masajes y tratamientos por manipulación

• Los masajes en la baja espalda -lentos y profundos- calman todo tipo de dolores menstruales.

• Para los problemas crónicos, de menstruación irregular dolorosa, la osteopatía y quiropraxia en la baja espalda obtienen buenos resultados (E).

• Algunas investigaciones han demostrado que las mujeres que sufren dolores pélvicos crónicos logran algún alivio con el uso de inyecciones anestésicas (procaína) en los puntos disparadores de dolor (ubicados en los músculos aductores de las piernas, en los genitales y en el bajo vientre). Muchos de esos puntos se pueden tratar también con láser o masajes suaves. Estos tratamientos, por supuesto, deben hacerse bajo supervisión médica. (E).

Plantas medicinales

• Té de hojas de frambuesa antes y durante el trabajo de parto.

Homeopatía

• Para alentar un parto fácil: Caulophyllum 6X.

• Para aliviar los dolores: Gelsemium 3X.

Hidroterapia

• El parto bajo el agua es una de las maneras más fáciles y naturales de dar a luz. Sin embargo, sólo debe llevarse a cabo con una atención profesional.

• Los baños neutrales calientes son útiles para aliviar las molestias de los últimos meses del embarazo.

Masajes y tratamientos por manipulación

• Los masajes en la baja espalda tienen un remarcado efecto en los niveles de dolor durante el parto.

• La digitopuntura (digitopresión o *Shiatsu)* aplicada en áreas específicas puede aliviar el dolor del parto. **(E).** Una variante casera de este método puede hacerse presionando firmemente bajo el tobillo, en el lado interno de las piernas

• El dolor de espalda se puede calmar con una presión firme bajo la última costilla, cerca de la columna.

• El dolor cesa si se presionan los puntos tiernos de la columna (la parte más baja, arriba del coxis).

• La atención osteopática puede ayudar si se realiza desde el principio del embarazo, a intervalos mensuales. Esto preparará las estructuras óseas (los huesos pélvicos principalmente) para el parto y calmará las molestias de los últimos meses de embarazo **(E).**

Reducción del estrés

• Los ejercicios de respiración son esenciales para mantener el control frente a las molestias y dolores del parto y para reducir la ansiedad.

• La respiración profunda ayuda a relajar las tensiones musculares, lo que favorece el parto.

Capítulo 17

Trastornos de las vías urinarias

DOLOR EN LA VEJIGA, RIÑONES Y PROSTATA

Mientras que la cistitis es una afección femenina muy común y los problemas de próstata son particularmente masculinos, el dolor en los riñones puede afectar a ambos sexos. A continuación le presentamos algunos tratamientos. Si usted no obtiene alivio, concurra al médico.

Autotratamiento con remedios caseros

• Comience inmediatamente a beber grandes cantidades de agua.

• Para la cistitis, ingiera extracto de arándano (cápsulas o líquido) para impedir que las bacterias se adhieran a las paredes de la vejiga y así poder eliminarlas con la orina.

Para el dolor de próstata o cistitis o uretritis

• Tome un baño de asiento, o...

• para los problemas de próstata, aplique toallas calientes en el bajo vientre y entre las piernas.

Para un cólico renal (piedras o cálculos)

• Un baño caliente ofrece alivio, o...

• coloque los pies en agua caliente con una cucharadita de té con mostaza en polvo por cada 4 litros de agua (**Atención: este tratamiento no deben hacerlo los diabéticos**). Al mismo tiempo cubra todo su cuerpo con una manta (para mantener el calor) y aplíquese compresas frías en la frente.

• aplique paños calientes en la cintura y vientre, renovados cada 15 minutos hasta sentir algún alivio.

Plantas medicinales

• Tome té de perejil o té de semillas de sandía para el dolor en casos de cistitis y uretritis.

• Beba vinagre de manzana para ayudar a disolver las piedras en el riñón y para problemas en la vejiga.

• Ingier cápsulas de ajo (3-6 diarias) como antibiótico natural.

Aromaterapia

• Hágase masajes con aceite de enebro o baños (agregue seis gotas en la bañera).

Homeopatía

• Si la cistitis está acompañada por dolor y ardor: Cantharis 3X.

• Si orina con mucho dolor y frecuencia, pero poca cantidad: Nux vomica 3X

• Si la cistitis es el resultado de haber estado expuesto al frío intenso: Dulcemara 3X.

Hidroterapia

• Ver en este mismo capítulo el autotratamiento con remedios caseros

• En los casos de piedras en los riñones, aplique compresas con sal Epsom en la zona de la cintura y en el vientre.

Nutrición

• Para casos de cistitis o uretritis se indica ayuno durante 48 horas tomando sólo líquidos, principalmente caldo (rico en potasio y agua). Para preparar el caldo hierva variedad de verduras, incluyendo perejil, papas con cáscara y otros vegetales de hojas verdes y raíces. Cocine a fuego lento durante 15 minutos, deje enfriar, cuela y beba el caldo.

• Para los casos de piedras en los riñones tenga en cuenta lo siguiente:

▪ Tome mucha cantidad de agua.

▪ Evite el té (rico en ácido oxálico) y las aguas duras.

▪ Siga una dieta alta en fibras. Esto reduce la absorción de calcio y por lo tanto, la formación de cálculos.

▪ Tome suplementos de calcio (400 mg diarios).

▪ Tome vitamina B6 (200 mg diarios) y Vitamina C (3-6 gramos diarios)

Masajes y tratamientos por manipulación

Los masajes en la próstata ayudan así como también la hidroterapia y los cambios nutricionales (zinc, suplementos de polen y el uso de aminoácidos específicos). (E).

Capítulo 18

Trastornos derivados de la práctica de deportes

TIRONES Y ESGUINCES

¿Cómo darse cuenta si se trata de uno u otro? Un tirón se produce cuando un tejido se sobreexige o se estira por demás de manera repentina (por ejemplo, al torcerse un tobillo).

Cuando los músculos trabajan por demás se estresan y con bastante frecuencia se inflaman, así como también los tendones, que son los encargados de anclar los músculos a los huesos. Una caída, una torcedura, u otro tipo de lesión semejante pueden ser la causa. El estrés puede ser el otro agente causante de contracturas, ya que ocasiona una mala postura. Una manera de asegurarse de que el problema está en los tendones y músculos -y no en las articulaciones- es verificar lo siguiente: si el movimiento duele (como ocurre casi siempre en los problemas de tendones y músculos) o no puede girar hacia determinada dirección, suavemente trate de ver cuál de los dos movimientos es el más doloroso. Por ejemplo, si girar la cabeza le produce dolor (o no puede efectuar el movimiento) siéntese relajadamente y que alguien tome su cabeza y la gire en la misma dirección del dolor. Si le duele o no puede realizar el movimiento, entonces el problema está en las articulaciones y no en los tejidos blandos (músculos). Si al girar hacia la dirección opuesta no le duele tanto y puede efectuar el movimiento, entonces se trata de un problema de los músculos.

Cuando los afectados son los tendones, la situación empeora si existe una contracción estática. Esto significa que si usted no puede girar la cabeza hacia la izquierda sin dolor y tratar de hacer ese movimiento con resistencia resulta más doloroso aún, entonces la causa de la molestia son los tendones.

Autotratamiento con remedios caseros

• Si usted puede caminar o usar la zona lesionada, realice el autotratamiento durante 48 horas y es probable que mejore. Si luego de este término de tiempo continúa igual, vea a un profesional.

• Si le duele al usar la zona, trate de hacerla reposar.

• Masajes con hielo (10-20 minutos cada hora) seguidos de estiramientos.

• Aplicaciones alternando frío y calor.

Plantas medicinales

• Entre las hierbas más efectivas en estos casos se encuentran:
- Muérdago (viscum album)
- Passiflora (Passiflora incarnata)
- Valeriana (valeriana officianalis)

Aromaterapia

• Los aceites son útiles tanto aplicados en masajes

como en el agua de los baños, en particular la manzanilla, ciprés, eucalipto y romero. Agregue 3 ó 4 gotas al agua de la bañera.

Homeopatía

• Para los músculos: Arnica 3 X en la fase aguda (las primeras 24-36 horas).

• Para los dolores musculares y lesiones en los ligamentos: Rhus tox 3X.

• Para tendones que han sufrido torceduras o ligamentos inflamados: Ruta 3X o la tintura madre aplicada en el área.

Hidroterapia

• Compresas de frío y calor luego del masaje.

• Masajes con hielo antes o después del masaje.

• Antes de un masaje aplique una toalla húmeda caliente en el área afectada durante cinco minutos.

• Un baño con sales Epsom o un baño de aromaterapia.

Nutrición

• En todos los problemas inflamatorios es bueno combinar cápsulas de aceite de pescado (3 a 6 diarias) y cápsulas de prímula. Se compran en las farmacias.

• La intolerancia a ciertos alimentos puede causar dolor muscular. A veces el trigo es la causa o deficiencias de vitamina B6 y de magnesio.

• Recurra a la osteopatía si el dolor no desaparece en unos pocos días. **(E)**

• La digitopuntura también es eficaz en este tipo de problemas. **(E)**

• Busque en la zona opuesta al área lesionada un punto que le produzca dolor. Suavemente intente ver si cambiando la posición de la articulación o del área el dolor se desplaza del punto presionado. Si usted encuentra tal posición, sostenga la presión durante un minuto o más y luego vuelva a testear el movimiento. Seguramente habrá mejorado.

• Masajee sus músculos para relajar la zona y fomentar la circulación. Esto tiene buenos beneficios en combinación con la hidroterapia. Utilice aceites de aromaterapia.

• La acupuntura también provee muy buenos resultados en estos casos. **(E)**

• Existen masajeadores que pueden proveer una mejora rápida, segura y efectiva en el tratamiento de estas lesiones. Se compran en farmacias y se aplican en la zona dolorida con una presión firme durante media hora.

DOLOR EN LAS ARTICULACIONES
(válido también para dolores producidos por artritis y problemas semejantes)

Como mencionamos antes, cuando hablábamos de problemas en tendones y músculos, el dolor que se produce cuando se moviliza una zona del cuerpo en determinada dirección, estamos probablemente ante un problema articular. Y si alguien mueve por usted el área afectada en la dirección opuesta, también le duele o no puede realizar el movimiento, entonces se trata de una dificultad muscular.

Si la afección en la articulación es una lesión, el tiempo y métodos manuales como la fisioterapia, ejercicio y descanso la curan. Si se trata de un problema de artritis, existe una gran cantidad de medicamentos que ofrece la medicina ortodoxa, pero a veces presentan efectos colaterales cuando se toman durante mucho tiempo. En esos casos, se puede acudir a terapias alternativas como la acupuntura, digitopuntura u osteopatía.

Autotratamiento con remedios caseros

• Hágase masajes con hielo o compresas seguidas por movimientos suaves.

• Si hay inflamación, aplíquese compresas alternadas calientes y frías. Luego realice un suave estiramiento de la zona, sin dolor.

• Masajee la piel en la zona dolorida con un ungüento que contenga paprika (*capsicum*). Esto calentará el área y le ofrecerá alivio durante unas horas.

Plantas medicinales

• Los aceites de la aromaterapia son útiles tanto en masajes como en baños. Se recomiendan la manzanilla, el ciprés, eucalipto y romero. Agregue tres o cuatro gotas en el agua de la bañera o utilice en masajes.

Hidroterapìa

• Vea los consejos señalados en autotratamiento con remedios caseros

• Aplique masajes con hielo, compresas frías o compresas frías y calientes alternadas cuando esté en la fase aguda de la afección.

• En los problemas crónicos son útiles las compresas frías durante toda la noche.

• La sal Epsom en el baño o la aromaterapia son muy efectivos.

Nutrición

• El aceite de prímula tiene efectos antiinflamatorios en los casos de artritis y reuma. Se vende en farmacias, en cápsulas.

• Seguir una dieta baja en grasas, carnes y azúcar reduce la inflamación y el dolor en los casos de artritis.

• Hacer un ayuno (bajo supervisión médica) tomando sólo agua, ayuda a disminuir el dolor de las articulaciones de origen reumático.

• Algunos estudios han demostrado que usar un brazalete de cobre tiene un efecto significativo en la reducción del dolor. La piel absorbe parte del cobre y esto da buenos resultados.

• El vinagre de manzana y la miel reducen el dolor de la artritis.

• Si la causa del dolor es la gota, es esencial seguir una dieta especial para aliviarse.

• En los casos agudos de artritis reumatoidea se han obtenido mejoras mediante ayunos, siguiendo una dieta vegetariana o una dieta extremadamente baja en carbohidratos simples (azúcar, dulces) combinada con altos niveles de carbohidratos complejos (cereales) y adecuada cantidad de proteínas.

Masajes y tratamientos por manipulación

• En los casos crónicos se recomiendan la osteopatía y la quiropraxia. **(E)**

• La digitopuntura y la acupuntura también tienen muy buenos efectos en este tipo de afecciones. **(E)**

• Los masajes terapéuticos pueden ser muy útiles ya que ayudan a relajar los músculos que están tensos, reducen la congestión y mejoran la circulación hacia las articulaciones doloridas o imposibilitadas de realizar movimientos.

• Si puede realizarse masajes, utilice los beneficios de los aceites de aromaterapia.

Reducción del estrés

• Los ejercicios de relajación y la hipnosis son útiles en casos de dolores crónicos.

• Los ejercicios de estiramiento del yoga son muy beneficiosos para las articulaciones doloridas.

Existen masajeadores que pueden proveer una mejora rápida, segura y efectiva en el caso de estas lesiones. Se compran en farmacias y se aplican en la zona dolorida con una presión firme, durante media hora.

CALAMBRES

Se trata de un espasmo muscular causado por un ejercicio desacostumbrado, un movimiento repentino o por permanecer durante un período prolongado en una posición poco normal, que impida la circulación de la sangre en el músculo correspondiente. Este, generalmente el de al pantorrilla, se entumece y al intentar moverlo duplica el dolor. A menudo, los calambres nocturnos persistentes están causados por una circulación deficiente y son un problema, ya que alteran el descanso. También existen calambres en el estómago -que se producen cuando se come en tensión- y los calambres de origen menstrual.

Generalmente esta molestia dura un instante, pero es una protesta temporal del cuerpo que hay que tener en cuenta. Si se da con frecuencia, puede tratarse de una deficiencia en la dieta. Para asegurar un buen funcionamiento del cuerpo, son muy necesarias las vitaminas C, D, E y B12 y el calcio, magnesio y sal. Los deportistas sufren frecuentemente de calambres causados por falta de sal en el cuerpo, originada por el exceso de sudoración.

CONSEJOS

• Trate de estirar el músculo (por ejemplo, si es la pantorrilla, párese e incline el pie hacia un lado y otro).

• Busque el centro del dolor y presione firmemente con el pulgar, mientras trata de estirar el área.

• Coloque una toalla caliente en la zona afectada, hasta que comience a sentirse aliviado. Repita cinco veces cada cinco minutos y luego, trate de mover el músculo suavemente.

• Aplique tintura de mirra. Friccione con ella el músculo afectado o espárzala con un paño caliente.

• Hágase masajes. Mezcle una cucharada de aceite de girasol con siete gotas de aceite esencial de clavo de olor. Masajee a lo largo del músculo.

• Use manzanilla. Mezcle unas pocas gotas diluidas de aceite de la hierba con una cucharada de girasol. Masajee la zona afectada. También, se puede hacer con poleo.

• Sólo para atletas: mezcle en las proporciones mencionadas anteriormente aceites esenciales de limón, piña y enebro y aplique con masajes suaves antes de hacer ejercicios.

• Para prevenir calambres nocturnos hágase un baño de inmersión añadiéndole al agua caliente unas gotas de cualquiera de los siguientes aceites esenciales: tomillo, romero o castaño de Indias.

• Beba leche antes de irse a dormir. Esto evitará los calambres. Prepare la siguiente bebida: dos cucharadas de miel, un vaso de leche entera y el jugo de un limón. Disuelva la miel en la leche y, luego, agregue el limón.

• Tome té de ortigas. Esta hierba tiene un alto porcentaje de sales minerales y vitaminas. Si son ingeridas regularmente, evitan los calambres. Prepare una infusión y beba tres veces al día.

• Aumente su ingesta de sales minerales. Lo ideal es comer muchas verduras, especialmente las de hojas verdes, como la lechuga, berros, espinaca, capuchina, hinojo y diente de león.

• Hágase un cataplasma verde. Coloque en el área dolorida un puerro cortado, machacado y calentado con un poco de vinagre blanco y envuelto en un paño caliente. También es bueno cortar hojas de col y aplicarlas, directamente, sobre la zona afectada.

• El remedio de la homeopatía es Cuprum metallicum 3X.

• Tome 1000 mg diarios de aceite de prímula.

• También es útil la vitamina C (3 g diarios) y la E (400 I.U. diarios).

• Algunas antiguas creencias aseguran que si se tienen calambres, lo mejor es colocar un corcho bajo el colchón. Como solución, su única explicación es mágica.

Aun así, muchos dicen que funciona.

CODO DE TENISTA
(TENDINITIS)

Esta es una inflamación de los músculos y tendones que se lesionan a causa de la práctica del deporte, de ahí el origen del nombre de la enfermedad. En realidad, esta afección la padecieron desde siempre las personas que llevaban a cabo trabajos en los que había que levantar mucho peso, tareas hogareñas y de campo.

CONSEJOS

• La ayuda de la hidroterapia. El codo de tenista puede llevar tiempo para aliviarse, pero es posible atacar esta afección aplicando compresas frías o alternando compresas frías y calientes.

• Aplique cataplasmas templadas. Prepárelas con hojas de consuelda. Alivian la inflamación. Luego, friccione suavemente con aceite de la misma hierba.

• Trate de no mover demasiado el brazo. Esto lo ayudará a aliviarse más pronto.

• Use calmantes suaves tipo aspirina.

• Si la inflamación está en el talón, use botas texanas o tacos altos. Esto hace levantar el talón del piso e impide que los tendones trabajen demasiado.

DOLOR EN BRAZOS Y MANOS

A veces, están producidos por exceso de trabajo, como es el caso del síndrome del túnel carpiano, que afecta especialmente a los que escriben durante muchas horas, ya sea a mano o con un teclado. En este caso, el dolor se acompaña de debilidad en los dedos y puede afectar a codos y hombros. Estos últimos se alivian agitando los brazos.

Autotratamiento con remedios caseros

• Deje de lado las actividades que le causan dolor.

• Examine su forma de trabajo y , si es posible, haga algunos cambios. Tome unos minutos de descanso por hora para usar hidroterapia y hacer ejercicios de estiramiento (ver más abajo).

• Si sus dolores provienen de una mala postura corporal, es aconsejable concurrir a un especialista en la Técnica Alexander de reeducación postural.

La acupuntura es útil para aliviar dolores y tensión en los músculos, pero debe cambiar su postura o modo de trabajo para que el problema no vuelva a aparecer.

Hidroterapia

• Son útiles los masajes con hielo a lo largo de todo el brazo.

• Las aplicaciones de frío y calor en el brazo entero y específicamente en la zona afectada (si son dolores por mala postura, en el cuello; si es el síndrome del túnel carpiano, en la muñeca) ayudan a mejorar la circulación y el tono muscular.

Nutrición

• En algunos casos, uno de los tratamientos más fáciles y efectivos contra el síndrome del túnel carpiano es tomar vitamina B6 porque una deficiencia de esta sustancia suele producir exactamente esos síntomas. Lamentablemente, esta deficiencia no siempre es la causa, pero un intento de 6 u 8 semanas de tratamiento le dará la respuesta a si se trata de una causa o de la otra. La dosis diaria no debe ser de más de 200 mg, tomada entre las comidas.

Masajes y tratamientos por manipulación

• El masaje y luego el estiramiento de cada una de las zonas afectadas es la mejor ayuda.

• La osteopatía y la quiropraxia mejoran las causas mecánicas del problema (E).

• El tratamiento de los puntos disparadores del dolor mediante digitopuntura, acupuntura, ultrasonido y masajes son los métodos más efectivos para solucionar este problema. Estas técnicas deben ser practicadas por un experto. (E).

Capítulo 19

Trastornos respiratorios. Otros problemas de garganta, nariz y oído

ASMA

La mayoría de los ataques de asma tienen su origen en reacciones alérgicas, ansiedad, problemas emocionales, resfríos de pecho o estrés físico o emocional. No existe una cura, excepto el control médico regular y cuidados cotidianos (evitar las corrientes de aire, no tomar frío, controlar el estrés). Durante una crisis asmática lo más importante es tratar de contener al enfermo, sin inquietarlo. No lo acueste. La postura ideal para una persona con asma es sentada en una silla al revés, apoyando los codos en la parte superior del respaldo (esto permite que la parte alta de las costillas ascienda y la respiración sea menos dificultosa). Asegúrese de que la habitación donde se encuentra el enfermo esté ventilada.

La mayoría de los consejos que se dan a una persona asmática tienden en realidad a prevenir los resfríos y afecciones respiratorias, como los catarros, y a mejorar su estado general.

CONSEJOS

• El yoga es uno de lo mejores aliados para las personas asmáticas: brinda tranquilidad y relajación. Además, enseña a tener un mayor control del cuerpo.

• Tome dosis suplementarias de vitamina A, E y B6.

• Consuma mucho jugo de limón. En el momento del ataque de asma, beba una cucharadita de esta bebida caliente, con o sin miel, cada 15 minutos.

• Trate de evitar alimentos como el chocolate, queso, leche, té y café.

• Consuma mucho ajo (Se recomiendan como mínimo dos dientes de ajo diarios).

• El jugo de zanahorias tomado diariamente ayuda a prevenir los ataques de asma.

• Tome un té de verbena todas las mañanas, inmediatamente después de levantarse. Esta hierba es calmante y cura los trastornos nerviosos.

• Para aliviar al paciente asmático es bueno practicarle un masaje. Sentado como dijimos anteriormente, de cara al respaldo de la silla, masajee la columna vertebral con las dos manos, de abajo hacia arriba. Esto reduce el estrés y calma los dolores de espalda y hombros que produce el esfuerzo por respirar.

• Existe también una pequeña concavidad en el cuello que si se masajea con el dedo, haciendo suaves movimientos circulares, tienen muy buenos efectos.

• Las infusiones de tomillo, mejorana, lavanda, eucalipto e hisopo son buenas por su poder antiséptico y mucolítico.

• La aromaterapia también tiene recursos para el asmático: mezcle 2 gotas de aceite de eucalipto, pino, romero y mejorana con dos cucharadas soperas de aceite. Con esta mezcla aromática friccione el pecho de la persona afectada. Luego cubra con una toalla seca y caliente y mantenga al paciente en un lugar cálido.

DOLOR DE GARGANTA

Autotratamiento con remedios caseros

• Respire por la nariz cuando esté al aire libre. En los días fríos cúbrase la boca con una bufanda o un pañuelo para que el aire se caliente. Humidifique su casa con un humidificador. No hay nada más irritante para la garganta que el aire seco y frío.

• Las gárgaras son lo mejor. Escoja una hierba o use agua salada regularmente para aliviar el dolor de garganta.

Plantas medicinales

• El ajo tomado en pastillas es un poderoso antibiótico. Tome de tres a seis cápsulas diarias.

• Al hacer gargarismos tenga presente estas soluciones:

1) Diluya tres gotas de aceite de geranio en una taza de agua tibia.

2) Diluya dos gotas de aceite de pino en una taza de agua tibia.

3) Mezcle un cuarto de vaso de jugo de limón en una taza de agua tibia.

Las tres mezclas son muy efectivas.

Homeopatía

• Si el dolor de garganta es parte de los síntomas de un resfrío, use Nux vomica 3X -una vez cada hora hasta que las molestias cesen-.

• Si el resfrío empeora en la noche y en un ambiente cálido tome Aluum cepa 3X cada media hora hasta que los síntomas disminuyan.

• Si está acompañado de fiebre y las amígdalas están muy coloradas, tome Belladona 3X.

• Para otro tipo de dolores de garganta, consulte a un homeópata, para que le aconseje el remedio adecuado.

Hidroterapia

• Es muy útil irrigar la garganta con agua salada tibia (no caliente). Llene una jeringa con agua tibia con sal y rocíe con fuerza la garganta y los tejidos adyacentes. Escupa el agua, no la trague. También se puede hacer este enjuague con agua y ajo picado (y colado a través de una mota de algodón).

• Una compresa caliente aplicada en la garganta durante toda la noche (y también alrededor del abdomen, si tiene fiebre) ayuda a aliviar el dolor y drenar los ganglios.

• Frotar el cuerpo entero con un cepillo para la piel ayuda a la desintoxicación. Uselo ante cualquier infección.

Nutrición

• Dieta a base de frutas solamente durante 36 a 48 horas es el tratamiento ideal para todos los dolores de garganta.

• Ante cualquier infección, tome vitamina A (en la forma de betacaroteno) en dosis de 15 mg dos veces al día y vitamina C más de 5 gramos diarios (en dosis divididas a lo largo del día).

Masajes y tratamientos por manipulación

• Los masajes en el cuello y la garganta pueden ayudar. Consulte a un osteópata o a un masajista que trabaje con técnicas de drenaje linfático (**E**).

DOLOR DE OIDO

Si la molestia es a causa de una inflamación en el oído medio es más difícil de tratar que cuando es en el canal externo. Para saber de cuál se trata antes de ver a un doctor tire suavemente del lóbulo de su oreja y muévalo en varias direcciones. Si el problema está en el canal externo, el dolor se hará más intenso. Si, por el contrario, es en el oído medio, el movimiento no aumentará el dolor.

Autotratamiento con remedios caseros

• En casos de infección del oído es bueno suministrar calor en la zona. Caliente sal en el horno, póngala en una bolsita de tela y apóyela en la zona de dolor cada media hora con descansos de una hora y media. También se pueden utilizar bolsas de arena caliente.

• Si el dolor se debe a cambios atmosféricos (por ejemplo, en el avión) opte por la goma de mascar, que lo ayudará a aliviar las molestias. También es útil tragar varias veces, chupar un caramelo o tapar la nariz tratando de eliminar el aire por los oídos suavemente para destapar las trompas de Eustaquio.

• Si el dolor comenzó inmediatamente después de salir de la piscina sostenga su cabeza inclinada hacia el lado del oído afectado, de manera que éste esté orientado hacia abajo. Acerque dos piedras a su oído y golpéelas de manera que hagan ruido. Las ondas sonoras harán que el agua retenida se libere.

Plantas medicinales

• Vegetales antisépticos como la mirra y el ajo pueden ayudar, bajo vigilancia médica **(E)**

• Ponga unas pocas gotas de aceite de almendras caliente en el oído, especialmente si el problema está relacionado con el canal externo.

Homeopatía

Se indican distintos remedios de acuerdo a los síntomas:

■ Si además del dolor, la cara está colorada: Belladona 3X.

■ Si el dolor de oídos es recurrente y la siguen zumbidos: Ferrum phos 3X o 6X o Aconite 3X.

■ Si el dolor es por sarampión o tos convulsa: Pulsatilla 3 X.

■ Si es debido a cansancio e irritabilidad: Chamomilla 3X.

Hidroterapia

• Un baño caliente de pies puede aliviar.

• Aplicaciones alternadas de calor y frío en el área de la base del cráneo y cuello ayudan a mejorar la circulación y el drenaje de la zona.

Nutrición

• Se puede favorecer los mecanismos de defensa del

cuerpo tomando vitamina A (o betacaroteno, su precursor) en dosis de 15 mg diarios, vitamina C (2-3 g diarios) y zinc (25 mg diarios) (E).

• El ayuno ayuda en las infecciones acompañadas con dolor de oído. Tomar agua solamente (3 o 4 litros diarios durante dos días) -bajo la supervisión de un médico naturista- puede ayudar. (E)

• Evite los alimentos basados en azúcar porque disminuyen la función inmunológica.

Masajes y tratamientos por manipulación

• La osteopatía -mediante sus técnicas específicas para el cráneo- puede contribuir al drenaje de las trompas de Eustaquio. (E)

• También son buenos los masajes en el cuello y en la parte superior del pecho. (E)

SINUSITIS
(inflamación de los senos nasales)

Cuando los senos nasales (ocho cavidades llenas de aire que se localizan encima de las cejas, en las mejillas, entre los ojos y tras la nariz) trabajan adecuadamente, son un eficiente sistema de drenaje. Hacen circular el aire y producen una membrana mucosa que colecta el polvo de la nariz y lo drena a través de las fosas nasales y la parte posterior de la garganta. Pero un resfrío, otra infección o una alergia puede hacer que el sistema de drenaje se descomponga. Los senos y la cubierta nasal se inflaman, la apertura de los senos se bloquea, el mucus se acumula, las bacterias se reproducen y se genera una infección. Las personas con mayores riesgos de padecer este problema son quienes tienen alergia o pólipos nasales, los sensibles al smog o al humo y los niños con infecciones en el oído medio.

Si tiene dolores de cabeza, mucus con color y la congestión dura más de cinco días, será mejor que consulte al médico especialista.

A continuación le detallamos algunas armas para combatir esta dolencia.

Autotratamiento con remedios caseros

• Cuando existe una inflamación aguda de los senos nasales se aconseja seguir una dieta muy liviana que contenga sólo cítricos durante 48 horas. También se pueden comer otras frutas y ensaladas (crudas). Si el problema se ha producido por una infección o una alergia, estas recomendaciones reducirán rápidamente la congestión.

• Las inhalaciones con vapor son útiles para descongestionar la nariz. Hágalas durante 15 minutos diariamente. Varias plantas aromáticas o sus aceites pueden agregarse al agua, por ejemplo, el eucalipto, pino o clavo de olor.

• Asegúrese de que su casa esté húmeda. De otra manera, use el vapor de una pava o un humidificador para evitar la sequedad ambiente.

Plantas medicinales

• Coma ajo o tome seis cápsulas diarias de este alimento.

• Utilice la *echinacea augustifolium* (está altamente recomendada para todas las infecciones).

• Aromaterapia con aceite de pino (por inhalación).

Hidroterapia

• No use hielo en la zona de sus senos nasales si esto agrava su afección.

• Utilice compresas frías sobre el área afectada. Estas pueden aplicarse cuando se vaya a dormir. Deje por una hora o más si esto lo alivia. Repita varias veces al día.

• Aplique agua salada en su nariz mediante un atomizador. La proporción a preparar es una cucharada de sal por vaso y medio de agua caliente.

• Inhale jugo fresco de remolacha. Este debe ser introducido en las fosas nasales lo más profundamente posible evitando que llegue a la garganta. En lo posible, no lo trague. A pesar de que es desagradable, es muy efectivo.

• Inhale solución salina (preparada como se indicó anteriormente) y luego elimine las secreciones.

Nutrición

• La vitamina A es necesaria siempre que exista una inflamación de las mucosas. Se pueden tomar más de 50.000 U.I. diarias (Excepto las mujeres embarazadas).

• Tome 5 gramos diarios de vitamina C divididos en varias dosis.

• La enzima *bromelina* (que se extrae del ananá) tomada en dosis de 1500 mg diarios tiene efectos antiinflamatorios y es muy segura.

Masajes y tratamientos por manipulación

• Los masajes en la cara y el cuello acompañados por

manipulación de los huesos de esas zonas (realizados por un experto) ayudan al drenaje del área congestionada. **(E)**

• La manipulación craneal (osteopática) ayuda en los casos crónicos. **(E)**.

Capítulo 20

Lesiones menores

CORTES Y RASGUÑOS

Siempre es necesario limpiar la herida y observar bien que no haya quedado ningún cuerpo extraño incrustado en ella. Luego cúbrala con una compresa de algodón y vendas. Si el corte es muy profundo, recurra al médico.

CONSEJOS

• Use ajo. Es uno de los remedios caseros más efectivos para una herida abierta. Para infecciones, forúnculos y úlceras aplique una cataplasma de ajo machacado con miel.

• Tenga en cuenta la vitamina E. Vuelque el contenido de una cápsula de esta vitamina directamente sobre la herida o quemadura.

• Para aliviar forúnculos o panadizos aplique una cataplasma de miga de pan mezclada con una yema de huevo y leche caliente.

• Para limpiar bien la zona lesionada, coloque jugo de perejil o crema de leche fresca sobre la herida. Vende fuerte y cambie el vendaje cada dos horas.

• Utilice hierbas medicinales para limpiar cortes y rasguños. Las más recomendadas son las infusiones o tinturas de caléndula, consuela, o flor de saúco.

• También recurra a la manzana. Rallada y aplicada sobre la herida tiene un efecto astringente porque posee mucho ácido y pectina, elementos que aseguran una curación rápida.

ESPINAS

El mejor método para eliminar un cuerpo extraño de la piel es dejar que el mismo cuerpo lo expulse y salga por sí solo. Sin embargo, hay algunas maneras de favorecer este proceso.

CONSEJOS

• Si desea sacarse la espina con un alfiler recuerde utilizar una aguja esterilizada. Sumerja primero la zona afectada en agua caliente, extraiga la espina con la aguja y luego aplique una tintura antiséptica (puede utilizar la consuelda, que es sedante y antiséptica a la vez).

• Cuando la espina se clava debajo de la uña, se debe introducir el dedo afectado en una miga de pan, o sumergirlo en una cataplasma de linaza o en manteca de cerdo muy caliente.

AGUIJONES Y PICADURAS DE ABEJAS Y AVISPAS

Si lo pica una abeja, remueva el aguijón con una pinza o extráigalo con una aguja. Luego tome las siguientes medidas.

CONSEJOS

• Deje correr el agua fría sobre la zona afectada durante unos diez minutos.

• Si la picadura es de avispa no hay aguijón para remover. Para neutralizar el veneno coloque rápidamente vinagre, jugo de limón, o bicarbonato de sodio.

• **Atención:** Si la persona afectada se siente mal o tiene dificultades para respirar, puede estar sufriendo una alergia aguda a causa de la picadura. Busque ayuda médica inmediatamente.

• Tanto para picaduras de abejas como de avispas tome *Ledum*. Este remedio homeopático está especialmente indicado si el área afectada se ha puesto fría.

• Con los brotes y flores de la caléndula se puede realizar una excelente tintura (preservada en alcohol) que se aplica directamente sobre la superficie lesionada.

• Si el área está hinchada tome Apis mellifica 6X

• Para el dolor de la picadura tome Urtica 6X.

OTRAS PICADURAS

• De medusa (aguas vivas): Friccione o raspe los aguijones que permanezcan en la piel (se puede hacer con arena). Luego aplique loción de calamina.

• De hormigas: Son punzantes y dejan una pequeña marca roja. Sumerja la zona afectada en una solución de agua fría y bicarbonato de sodio.

• De pulgas: Dejan una roncha pequeña y roja, de color más oscuro en el centro. Para combatir la irritación, use sal y vinagre, cebolla o jugo de limón.

• De mosquito: Friccione con ajo la zona afectada. Esto prevendrá la infección. Es bueno también para ahuyentarlos: a los mosquitos no les gusta el olor a ajo. Si quiere mantenerlos a raya, aliméntese con comidas con mucho clavo de olor . También es efectivo tomar mucha vitamina C.

• De tábanos y otros insectos sin identificar: Sus picaduras se pueden aliviar con aceite de ajo y bicarbonato de sodio.

• De hiedra venenosa: Aunque no es exactamente una picadura, la incluimos porque el solo hecho de tocarla produce una reacción dermatológica similar a una picadura. Lave la zona afectada con agua caliente y jabón. Luego unte con loción de calamina.

• De ortigas: Friccionar con hojas de bardana o llantén. Al mismo tiempo beba una infusión de ortigas.

• La aromaterapia también puede ayudarnos. La siguiente lista de aceites esenciales es muy efectiva contra las picaduras: espliego, limón, eucalipto y manzanilla.

• Un repelente natural contra los insectos: Hierva durante 20 minutos 1/2 taza de flores de matricaria en una taza de aceite de oliva. Retire del fuego y una vez que la mezcla se haya enfriado, añádale 8 dientes de ajo bien picados. Vierta en un recipiente, selle y guarde en un lugar cálido durante dos semanas, removiendo regularmente cada día. Filtre y úselo como repelente o remedio casero contra las picaduras.

QUEMADURAS Y ESCALDADURAS

Retire el objeto causante de la quemadura. Quite el reloj o pulseras (que sean de metal) o ropa del área de la zona de la quemadura. Si el área afectada no es más grande que 3 centímetros de diámetro, trate la quemadura usted mismo. Si lo es, consulte al médico. Si la quemadura es eléctrica, pida atención de emergencia.

Atención: No aplique manteca, ni sustancias grasas, ni vendajes o ropa que puedan adherirse a la superficie de la quemadura. Coloque sólo un vendaje muy suave hecho con gasa hasta que concurra al médico.

CONSEJOS

• Coloque el área lesionada bajo el agua y manténgala allí cuanto más pueda hasta que llegue el médico. Mínimo 10 minutos (una hora no es demasiado).

• Si la causa es química, lave con agua corriente después de quitar la ropa que cubre el área. Se necesita un mínimo de 10 minutos de lavado.

• Para las quemaduras producidas por el sol, coloque paños fríos y húmedos hasta que la irritación disminuya. Luego unte con aceite de caléndula.

• Cuando la quemadura ya está bajo control, aplique aceite de lavanda diluida (cuatro gotas en media taza de agua).

• El aloe vera, en jugo, gel o la aplicación de la savia de sus hojas tiene poder calmante y ayuda a la curación.

• El aceite de caléndula alivia el ardor y cura.

- El aceite de vitamina E es muy eficaz. Se presenta embotellado o en cápsulas que deberá aplicar directamente sobre la lesión.

- El yogur también es bueno para curar y refrescar.

- Realice una cataplasma de consuelda y miel. Bata juntos 1/2 taza de miel y 1/2 de aceite con germen de trigo. Una vez que se hayan convertido en una emulsión, añada varias hojas de consuelda. Bata hasta obtener una pasta espesa. Aplique sobre la quemadura. Luego mantenga la mezcla en la heladera.

- Para el dolor tome Cantharis 3X cada hora hasta notar algún alivio.

- Para el dolor severo de quemaduras y escaldaduras: Aconitum 12 X (una sola dosis).

- Para lesiones menores, use una gasa mojada en tintura de Urtica urens (8 gotas en media taza de agua).

- Tome un baño neutral durante el mayor tiempo posible. Esto tiene un poder calmante muy grande. Colóquese un almohadón bajo la cabeza. Si es necesario coloque una esponja en la base de la bañera, para sentarse con mayor comodidad y ponga sus pies fuera del agua para que no se hinchen y arruguen. La temperatura del agua debe mantenerse agradable, a los mismos grados que el cuerpo.

CONMOCION CEREBRAL

Es la consecuencia posterior a un golpe en la cabeza y se presenta con dolor de cabeza, vértigo, fatiga, imposibilidad para concentrarse o enfocar la vista y un malestar general que tal vez persista días después del accidente. El primer auxilio para un conmocionado consiste en no aplicarle ningún elemento que comprima la lesión. Si considera que puede existir una fractura o contusión, consulte al médico.

CONSEJOS

• Permanezca en reposo, bien abrigado y tranquilo.

• Arme una bolsita con hierbas perfumadas (azahar, rosas y manzanilla) y colóquela bajo la almohada para poder dormir bien.

• La gente que ha sufrido una contusión raramente tiene hambre, sin embargo deben beber abundantes bebidas calientes y nutritivas. Cuando el paciente tenga apetito, anímelo ofreciéndole caldo de carne y una sopa casera de tomate con salvia y albahaca.

ESPINAS DE PESCADO CLAVADAS EN LA GARGANTA

Este es un accidente bastante común, especialmente en niños y ancianos. En algunos casos es necesaria la asistencia médica, pero existen algunos remedios caseros que pueden ayudar.

CONSEJO

• El jugo de limón, bebido lentamente disuelve las espinas de pescado.

• Trague un trozo de pan seco o de una papa. Esto desbloqueará la obstrucción.

• Luego de eliminada la espina, para aliviar la garganta irritada y prevenir infecciones realice gárgaras de agua caliente con miel y canela.

Capítulo 21

Los dolores más comunes

DOLOR DE CABEZA EN GENERAL

Esta afección puede producirse por diversos motivos.

- Dolor de cabeza por causas serias subyacentes
- Dolor de cabeza por causas diversas
- Dolor de cabeza por tensión
- Migraña

DOLOR DE CABEZA POR CAUSAS SERIAS SUBYACENTES

Si su dolor está acompañado de los siguientes síntomas, deberá ver un médico de inmediato.

• visión borrosa y dolor muy fuerte detrás de los ojos,

• rigidez en el cuello,

• si ocurrió después de un golpe,

• si le pasó después de tomar un medicamento,

• si tiene palpitaciones persistentes; si el dolor empeora al estar acostado y mejora al estar parado; si tiene una pérdida parcial de la visión y/o le ha subido la temperatura.

• si el dolor comienza cuando gira la cabeza.

DOLOR DE CABEZA POR CAUSAS GENERALES

Muchos dolores de este tipo tienen distintos orígenes y están acompañados por otros síntomas, por ejemplo, la constipación, comer en exceso -especialmente grasas- estar en lugares de gran altura o problemas asociados con los ojos, oídos y dientes.

Use el autotratamiento sugerido, los métodos para aliviar el dolor de cabeza por tensión (explicados más abajo) y elimine las causas que podrían producirlo.

Ayuda homeopática

Si el dolor de cabeza esta producido...

• Por comer en exceso, combinado con sensación de hinchazón: Pulsatilla 6X cada hora hasta que el dolor cese.

• Por una caída: Arnica 6X cada hora y vea a un médico.

• Luego de una exposición intensa al sol: Belladona 6X hasta que el dolor cese.

• Por exposición al sol y mayor dolor al acostarse, sobre todo en cuello: Glenoine 6 X cada hora hasta lograr el alivio. Mientras tanto, vea al médico.

• Por indigestión y/o constipación: Nux vomica 6X por la noche y la mañana durante unos días.

Este comienza gradualmente y perdura por distinto tiempo, aunque suele ser constante. Acompaña a esta molestia una sensación de presión en ambos lados de la cabeza o en la base del cuello. He aquí algunas soluciones de distintas disciplinas.

Plantas Medicinales

• Todas las hierbas que calmen son útiles. Use la manzanilla y la pasiflora (como té en infusión).

• Masajee el área de la sien con aceite de menta o mentol.

• Tome un té de jengibre, lavanda o romero.

Aromaterapia

• Algunos aceites esenciales pueden ayudar a calmar los dolores de cabeza. La manzanilla y la lavanda inducen a la relajación. Tres o cuatro gotas de cada una (o una mezcla de dos gotas de cada una) en la bañera durante 30 minutos, reducen la tensión y ayudan a calmar el dolor.

Homeopatía

• Si existe una lesión traumática: Arnica 6X cada hora hasta que comience la mejoría.

• Si el dolor está asociado a emociones: Ignatia 3X cada hora hasta sentirse mejor.

Hidroterapia

• Un baño neutral ayudar a reducir las tensiones y con ellas, el dolor.

• Compresas calientes y frías en la zona posterior del cuello.

• Compresas frías en la frente y en la zona posterior del cuello.

• Aplicación de calor en en la zona posterior del cuello y en los hombros, seguida por un masaje.

• Simultáneamente con estas técnicas, tome un baño de pies en agua caliente.

Nutrición

• Consuma comidas líquidas o líquidos solamente, en especial si siente náuseas.

Masajes y tratamientos por manipulación

• Masajee la nuca y hombros y estire los músculos de la región (E)

• Digitopuntura. Los puntos se deben encontrar en la base del cráneo y en la sien detrás del hueso y al costado del ángulo del ojo. Sostener firmemente con el pulgar ambos puntos durante un minuto hasta que el dolor comience a desaparecer. (E)

Para problemas crónicos, concurra a un osteópata, quiropráctico, acupunturista o fisioterapeuta. (E)

MIGRAÑA

Esta afección comienza lentamente. El dolor puede durar tanto horas como días enteros. La verdadera migraña afecta un solo lado de la cabeza (alrededor de la sien, frente y ojos) y puede producirse de a intervalos en unos pocos días o pocas veces al año. El dolor es punzante, pulsátil e intenso.

La causa de la migraña permanece aún no muy clara, pero el problema incluye cambios en la circulación en la cabeza, dilatación de algunos vasos sanguíneos, inflamación local que involucra estructuras del sistema nervioso, y modificaciones en la calidad de la sangre que está más propensa a coagularse. La migraña es más común en las mujeres, y parece ser una tendencia hereditaria.

La nutrición y otros factores podrían evitar esta afección. Existen algunas causales que predisponen: luz muy intensa, la televisión, las condiciones del tiempo, el estrés y desequilibrio hormonal, especialmente durante el período menstrual.

Autotratamiento con remedios caseros

• Sostenga algo frío el lugar del dolor o en la base de su cuello durante unos 20 a 30 minutos.

• Recuéstese en un lugar oscuro y fresco.

Aromaterapia

• Algunos aceites esenciales pueden ayudar a calmar los dolores de cabeza. La manzanilla y la lavanda inducen a la relajación. Tres o cuatro gotas de cada una (o una mezcla de dos gotas de cada una) en la bañera durante 30 minutos reducen la tensión y ayudan a calmar el dolor.

Homeopatía

• Iris 6X es un remedio muy recomendado para aliviar los síntomas de la migraña.

• En los chicos, los dolores de cabeza asociados con excitación, cansancio y vómitos pueden ser migrañosos. Suministrar Arsenic 3X para lograr una mejora.

Hidroterapia

• Una bolsa de hielo aplicada en la base del cuello puede ayudar a abortar un ataque, pero no es efectivo cuando la migraña ya se ha desatado.

Nutrición

Las posibles causas de la migraña pueden evitarse dejando de lado el consumo de estos alimentos:

• Alcohol.

• Alimentos ricos en *tiramina*, por ejemplo, quesos maduros, hígado de pollo, arenque, higos negros, chocolate y algunas frutas secas.

• Alimentos ricos en nitritos como las carnes curadas, los "*hot dogs*", panceta, jamón y salamines.

• Hipoglucemia o bajos niveles de azúcar en la sangre pueden ser el resultado de saltear comidas o tener una dieta rica en azúcares refinados (azúcar y dulces) y pobre en carbohidratos complejos. Se recomienda seguir un régimen regular de comidas (3 ó 4) con la cantidad adecuada de proteínas y carbohidratos complejos (granos enteros, frutas y verduras).

• Otras comidas comunes que desencadenan la migraña son las que contienen *monosodio glutamato*, presente en las comidas chinas.

• Edulcorantes como el aspartamo han demostrado producir migraña en personas sensibles. Este está basado en grandes cantidades del aminoácido *fenilalanina* y en grandes cantidades (varias infusiones, por ejemplo) puede producir los efectos señalados.

• El magnesio ha demostrado tener buenos efectos en gente que padece esta afección. Se recomiendan 500 mg diarios durante un mes. **(E)**

• Para las mujeres que tienen migraña durante el período menstrual, se aconseja tomar suplementos de vitamina B6 (100 mg diarios) y vitamina E (200 mg diarios), como así también de magnesio (400 a 500 mg diarios) que ayudan a prevenir los síntomas del desequilibrio hormonal.

Masajes y tratamientos por manipulación

• La osteopatía y el tratamiento quiropráctico pueden aliviar la intensidad y la frecuencia de la migraña si la causa reside en la columna o problemas en otras articulaciones. Sin embargo, no ayudan demasiado durante el ataque. **(E)**

• El masaje es útil para aliviar la tensión asociada con los músculos del cuello y hombros y mejora la circulación y el drenaje de la zona. **(E)** Presionar los puntos de dolor puede ser útil. A continuación le indicamos el lugar exacto donde debe practicar la digitopresión:

1) detrás del hueso del cráneo, entre la sien y el ojo.

2) las dos depresiones en la base del cuello, en el borde del cráneo.

3) El punto situado entre el dedo índice y el pulgar de cada mano. Apriete en el pequeño montículo que forma el músculo, en dirección al dedo índice. La presión debe ser suave. No presione más de diez veces por vez con períodos de descanso (3 segundos) hasta que el dolor desaparezca. No se exceda más de dos minutos en el

área porque irritará la zona.

DOLOR EN LOS OJOS

Existen varios tipos de dolores en los ojos y, en todos los casos, hay que recurrir al consejo de un profesional si la molestia no cesa en algunas horas.

Autotratamiento con remedios caseros

• Si el dolor es punzante, puede ser debido a un daño superficial o una irritación en la córnea. El dolor se percibe como puntadas bajo el párpado superior. El ojo está sensible a la luz y al agua. Evite restregarlo. Las lágrimas generalmente eliminan las sustancias irritantes. Si así no ocurre, lave el ojo usando agua hervida fría. Si esto no produce alivio, tape el ojo con una venda y concurra al oculista.

• Luego de remover un cuerpo extraño o si tiene el ojo irritado debido a la acción de alguna sustancia química (como el cloro de la pileta), use una solución de tintura de caléndula en 25 partes de agua pura y haga un baño de ojo.

• Aconite 6 es un remedio homeopático que también puede ayudar.

• En caso de infección (o alergia) los ojos se ponen rojos e irritados. Las compresas frías (ver lo que se recomienda en Hidroterapia) son muy útiles.

Plantas medicinales

• Cuando la molestia en los ojos proviene de trabajar con luz excesiva o escasa o usar anteojos inadecuados, una infusión fría de eufrasia aplicada en forma de compresas es muy útil.

• Para los orzuelos, haga baños de ojos cada cuatro horas con *Hamammelis virginiana* en forma de solución (una parte de esta hierba por cuatro de agua hervida fría).

Homeopatía

• Arnica 6 X tomada cada cuatro horas durante las primeras 24 horas, después de una lesión en el ojo.

• Si además existe un dolor severo que incluye el ojo, el hueso y tejidos circundantes, tome Symphytum 6X cada cuatro horas, luego de suspender Arnica 6X, es decir, después de las 24 horas del tratamiento anterior.

Hidroterapia

• Algunos problemas oculares mejoran con la aplicación de calor, y otras con frío. Vea cuál de las dos le da mejores resultados.

• La mejor manera de hacer una compresa para los ojos es envolver un pedazo de tela de algodón con una gasa. Luego sumérjalo en agua caliente o fría, con una hierba adecuada , escurra el exceso de líquido y aplique sobre el ojo afectado durante 20 minutos cada hora, hasta concurrir a un profesional. Las compresas calientes ayudan más en casos de lesiones superficiales y las frías reducen la congestión y alivian el dolor de naturaleza profunda.

Masajes y tratamientos por manipulación

• La osteopatía craneal puede servir en caso de dolor relacionado con problemas estructurales. **(E)**

DOLOR EN EL PECHO
(no relacionado con problemas en el corazón)

Un estudio realizado a cientos de personas que habían concurrido a salas de emergencia creyendo que padecían un infarto, demostró que la mitad de ellas tenían su corazón y arterias en perfecto estado de salud. En realidad, padecían dolor debido a un espasmo intercostal (los intercostales son pequeños músculos que se ubican entre las costillas), una respuesta al estrés que genera respirar inadecuadamente y usar de manera excesiva e incorrecta los músculos, lo que provoca una hiperventilación.

Testee usted mismo si tiene esa tendencia. Siéntese cómodamente, apoye la espalda en la silla, y coloque una mano en su abdomen, debajo del ombligo, y la otra en la parte superior del pecho. Respire profundamente y fíjese cuál de ambas manos se mueve primero y cúal se mueve más. Si es la mano ubicada en el pecho, usted tiene tendencia a respirar de una manera que puede provocar dolor cuando se encuentra bajo estrés. En tal caso, deberá aprender a respirar nuevamente.

Autotratamiento con remedios caseros

• Es esencial respirar profundamente, comprometiendo al diafragma. La frecuencia es importante. Usted debería inhalar (utilizando la parte baja del pecho, así el abdomen se distiende y el aire penetra completamente en los pulmones) contando lentamente hasta dos. Luego, exhale muy despacio contando hasta cuatro o cinco. Repita esto varias veces, sin esforzarse.

Aromaterapia

• Inhalaciones durante diez minutos con un preparado de dos gotas de aceite de hisopo en una palangana con agua caliente.

Homeopatía

• Para tratar en dolores asociados con tos:

  ■ Si la tos es seca: Nux vomica 3X.

  ■ Si la tos es muy dolorosa: Pulsatilla 3X.

Hidroterapia

• Compresas calientes ayudan a aliviar los espasmos intercostales.

• Baño neutral.

Masajes y tratamientos por manipulación

• La osteopatía y la quiropraxia son muy buenas para tratar la columna, costillas y músculos asociados con estos problemas, causados por largo tiempo practicando una respiración pobre e inadecuada y malos hábitos posturales. (E)

• También son útiles la digitopuntura y la acupuntura. (E).

Reducción del estrés

• La relajación profunda seguida de ejercicios de respiración (como los mencionados anteriormente) ayudan a eliminar la causa del problema.

• Los ejercicios de yoga son útiles para reducir el dolor y aprender a respirar correctamente (E).

DOLOR EN EL CORAZON

• Si usted tiene dolor en el pecho asociado a falta de aire, sudor, náuseas, y éste se irradia hacia su garganta, mandíbula, espalda, el centro y a través del pecho y a lo largo de los brazos, llame inmediatamente al médico. Puede no ser un ataque al corazón, pero si lo es, la urgente ayuda profesional será lo mejor.

Pero...¿Es un ataque al corazón?

• El dolor de una angina de pecho permanece sin variantes cuando se respira profundamente. Entonces, si el dolor empeora o mejora cuando se realiza una inspiración profunda, es probable que la causa sea un problema muscular o en las articulaciones más que una afección al corazón. Si el dolor se hace más intenso cuando respira profundamente, entonces puede ser neumonía, pero lo más probable que la causa sea un problema en los músculos o articulaciones.

Si el dolor se hace más intenso cuando usted descansa, puede estar motivado por una indigestión o inflamación del pericardio, el saco fibroso que rodea al corazón. En este caso, será mejor consultar al médico. Los problemas de corazón los debe tratar un especialista; no se debe hacer autotratamiento, aunque un enfoque nutricional y la práctica de ejercicios son muy efectivos para restaurar la función cardíaca en casos crónicos, pero todo debe hacerse con una guía profesional.

Cada día existe un mayor reconocimiento, por parte de la medicina ortodoxa, en cuanto a la efectividad de los métodos de manipulación (como la quiropraxia y la osteopatía) y la acupuntura para vencer este tipo de dolores. Realmente, se trata de terapias muy efectivas y que tienen siglos de aplicación. Téngalas presentes.

En cuanto a la molestia en sí, si el entumecimiento y el dolor se extienden hacia su pierna y pie, vea a un profesional, porque puede existir una hernia de disco que esté presionando un nervio. Si su problema en la espalda ocurre cuando orina o defeca, concurra al médico. Si usted se ha tratado con remedios caseros durante algunos días y no ha obtenido mejoras, consulte a un especialista sin más esperas.

Autotratamiento con remedios caseros

• Si el problema es agudo, recuéstese sobre una superficie dura, de espalda o de costado, pero siempre con las piernas flexionadas.

• Si puede acostarse sobre su espalda, flexione sus piernas y lentamente trate de acercarlas a sus hombros. Esto estira los músculos que están en espasmo. Si le duele, detenga el movimiento justo antes del dolor y deje que los músculos vuelvan a su posición inicial.

• Aplique hielo en el área del dolor durante cinco minutos cada media hora. Luego de cada aplicación, vuelva a la posición de estiramiento, tanto como se lo permita su dolor. Permanezca en esa postura todo el tiempo que pueda. A veces, es más fácil trabajar de costado, con una almohada entre las piernas.

• Alterne frío y calor. Una toalla caliente sobre el

área, renovada varias veces, durante 20 minutos, seguida de una aplicación fría puede aliviar un espasmo.

• Tome una medicación contra el dolor si no obtiene alivio y trate de descansar hasta que pase la fase aguda de la afección.

• Aplique presión local en la zona afectada cercana al lugar del dolor. Si no le es posible alcanzar ese sitio, tome una pelotita de tenis y póngala en la superficie donde usted está acostado, apóyese sobre ella y haga presión. Si el dolor es a lo largo de toda la columna, ponga dos pelotitas en una media y átelas. Recuéstese sobre ellas y suavemente masajee el área dolorida.

Plantas medicinales

• La *bromelina* (extraida del ananá) es una poderosa enzima que reduce la inflamación sin riesgos. Tome 2-3 gramos diarios durante la fase aguda y luego siga con la mitad de la dosis.

Aromaterapia

• Los aceites de la aromaterapia son muy útiles, especialmente si se aplican en masajes en el área afectada o en baños. Tenga en cuenta la manzanilla, el ciprés, eucalipto y romero. Se recomiendan tres o cuatro gotas de cualquiera de ellos en el agua de la bañera. También se pueden utilizar en masajes.

Homeopatía

• Rhus tox 3X cada dos horas hasta sentir alivio (especialmente cuando el dolor es muscular, no de las articulaciones).

• Ruta 3X para huesos y tendones lesionados.

Hidroterapia

• Alterne frío y calor.

• Hágase masajes con hielo.

• Un baño caliente con sal Epsom hace que los dolores crónicos cesen. Use 50 gramos de sal Epsom y 100 gramos de sal común en el agua del baño. Sumérjase durante unos 20 minutos y luego séquese y vaya a la cama directamente.

• Utilice la aromaterapia tal como se indicó anteriormente.

Nutrición

• La vitamina C en dosis de 3-5 gramos diarios ayuda enormemente a muchas personas con dolores agudos. Si se diagnostica un problema de disco, se debe seguir tomando esta vitamina indefinidamente ya que contribuye a restaurar la estructura del tejido conectivo.

• Se recomiendan 1 gramo de calcio y 500 mg de magnesio diarios en casos de dolor de espalda asociado a espasmos.

Masajes y tratamientos por manipulación

• Si el dolor es agudo, recurra a la osteopatía y la quiropraxia lo más pronto posible. **(E)**

• También están indicados los masajes con aceites (ver aromaterapia).

• Para problemas crónicos se recomienda la digitopuntura. (E)

Reducción del estrés

• Existen distintas técnicas que ayudan a alcanzar la relajación, indispensable para el control de estas afecciones. Algunas de las aconsejadas son biofeedback, que alivian la contracción muscular y la hipnosis, ideal para problemas crónicos. (E)

• También, son efectivos los ejercicios de estiramiento del yoga y la técnica Alexander para la reeducación postural. (E)

• Algunos masajeadores de baja frecuencia, que se consiguen en las farmacias, permiten obtener alivio. Uselos sobre el punto de dolor y las zonas adyacentes durante media hora. Obtendrá buenos resultados.

Apéndice

120 consejos
de medicina natural

Apéndice

120 consejos de medicina natural

1. CUANDO HAGA UN TE, ELIJA UN BUEN RECIPIENTE.

Use preferentemente los esmaltados, de vidrio, loza, barro, nunca de metal (aluminio, hierro).

2. TENGA EN CUENTA LAS MEDIDAS.

Una cucharada sopera de hojas verdes es igual a 5 gramos y una de hojas secas es igual a 2 gramos.

3. NO PREPARE DE MAS.

Haga la cantidad necesaria para ese día, no guarde el té para el día siguiente.

4. ACUERDESE DE LAS PROPORCIONES.

Se recomienda calcular 1 a 2 cucharaditas de té de hierbas secas o frescas por cada taza de agua. La dosis para los niños debe ser la mitad.

5. NO ENDULCE EL TE.

Preferentemente, esa es la mejor manera de tomarlo, si no, endúlcelo con miel.

6. CUIDADO CON EL USO.

El uso de un mismo té no debería pasar los dos meses.

7. FIJESE EN LOS HORARIOS.

El té debe ser tomado lejos de las comidas (una hora antes o dos después), con excepción de los que son estimulantes del apetito y los digestivos.

8. TENGA EN CUENTA LA TEMPERATURA.

Para afecciones catarrales, pulmonares, garganta, resfríos y afecciones febriles es importante tomar el té caliente.

9. EN CASOS DE INDIGESTION, TENGA CUIDADO CON LOS MEDICAMENTOS QUE TOMA.

Evite preparaciones que contengan aspirina. Estos pueden empeorar su dolor de estómago.

10. SI SUFRE DE ARTRITIS, PRUEBE LAVAR LOS PLATOS.

Lavar los platos a mano en la pileta llena de agua caliente es una gran ayuda para los problemas articulares de las manos.

11. ASEGURESE DE QUE SU CALZADO LE CALCE BIEN ANTES DE COMPRARLO.

La artritis puede ensanchar un poco sus pies. Si usted usa plantillas necesitará más lugar para los dedos, por lo tanto, lleve consigo las plantillas para medir su próximo par de zapatos con ellas adentro.

12. ELIJA CALMANTES O EQUIPOS ELECTRICOS SIMPLES PARA TRATAR LA ARTRITIS.

Los tratamientos mecánicos no le ayudarán a sanarse si sus manos no tienen la suficiente habilidad para ponerlos en marcha. Pruebe los botones y perillas para asegurarse de que son fáciles de usar.

13. NO TOME ASPIRINAS EN EXCESO.

Pídale a su médico otro remedio para los dolores de cabeza y enfermedades no artríticas si se está medicando con aspirina para el dolor producido por la artritis. De esta manera evitará sobredosificar su cuerpo con antiinflamatorios.

14. TENGA EN CUENTA LA INTENSIDAD DE LOS MASAJES.

Si realiza un masaje contra el dolor de cabeza éste tendrá éxito sólo si se lo hace con presión firme.

15. NO DESCUIDE SUS SIENES SI ESTAN TENSIONADAS.

Frótelas en forma circular para aliviar los dolores de cabeza producidos por las preocupaciones diarias.

16. NO DEJE DE LADO LA TERAPIA DE CALOR Y FRIO.

Pruebe primero con calor para los dolores de cabeza provocados por tensiones. Alrededor de 20 minutos después usted debería empezar a sentir algún alivio. Si no está satisfecho, pruebe con paños fríos: este remedio puede ser mejor para las migrañas.

17. SEPA LA DIFERENCIA ENTRE UNA TORCEDURA Y UN ESGUINCE Y ACTUE DE LA MANERA ADECUADA.

Con ambos sentirá dolor inmediatamente. Las torceduras afectan a las articulaciones y ligamentos, como tobillos y rodillas; los esguinces son lesiones musculares que ocurren, por lo general, cuando usted está en movimiento y pasan de repente. Las torceduras que se hinchan a los dos o tres minutos deben ser revisadas por un médico porque pueden indicar una lesión seria: fractura o hemorragia interna.

18. SI TIENE HEMORROIDES ELIJA UNA CREMA CALMANTE.

Si su piel está muy sensible escoja con cuidado: algunas cremas para las hemorroides pueden traer reacciones alérgicas, entonces consulte a su médico o farmacéutico por una que no tenga efectos colaterales. También beba mucha agua: lo ayudará a ir de cuerpo más fácilmente.

19. SI SUS TENDONES ESTAN INFLAMADOS PONGASE BOLSAS CON HIELO.

Ubíquelas justo sobre el lugar inflamado entre 10 y 20 minutos por día. Pasadas 48 horas, ya debe aplicar calor en lugar de frío.

20. HAGA UN PRECALENTAMIENTO ADECUADO ANTES DE INICIAR CUALQUIER EJERCICIO FISICO.

Esto estira los músculos y hace que los tendones no se contraigan demasiado.

21. LAS GARGARAS DE SAL Y BICARBONATO DE SODIO SON BUENAS PARA EL DOLOR DE GARGANTA.

Mezcle media cucharada de sal con media de bicarbonato de sodio en una taza de agua caliente, ponga su cabeza hacia atrás, tome el líquido y haga gárgaras.

22. SEPA DISTINGUIR UN DOLOR DE DIENTES.

El simple dolor de dientes provocado por el frío, el calor o una sustancia dulce, pasan momentáneamente. Si el dolor es persistente, en cambio, puede ser un signo de algo más delicado y hay que consultar a un profesional.

23. CUANDO SUS OJOS SE ENCUENTREN IRRITADOS...

...no use maquillaje: el lápiz delineador o el rimmel pueden contagiar la infección de un ojo a otro y empeorar el problema original.

24. TOME UNAS VACACIONES EN EL USO DE SUS LENTES DE CONTACTO AUNQUE UNA INFECCION OCULAR ESTE CURADA.

Recuerde que la gran mayoría de las infecciones, en las personas que usan lentes, son transportadas y contagiadas por ellas. Por lo tanto, es indispensable esterilizar las lentes (consultar para esto al oculista).

25. USE ALGODONES CALIENTES PARA LOS ORZUELOS.

Aplicarlos tres o cuatro veces por día durante diez minutos, ayuda a obtener una rápida mejoría.

26. MANTENGA SUS OJOS CERRADOS POR CINCO MINUTOS CADA HORA.

Si empieza a ver nublado y desenfocados los objetos que tiene delante suyo cierre los ojos por unos minutos, esto le permitirá descansar su vista y continuar con sus actividades.

27. PARA LOS OIDOS, LO MEJOR ES EL VINAGRE BLANCO.

Si le entró agua mientras se bañaba o tiene una leve infección (siempre que no haya pasado al tímpano), prepare este simple remedio: eche dos o tres gotas de vinagre blanco en el oído cada dos horas, esto será beneficioso contra cualquier tipo de infección bacteriana o mucosa.

28. PARA LAS MOLESTIAS QUE OCASIONA LA CISTITIS, APLIQUE CALOR.

Una bolsa de agua tibia en la zona del bajo vientre ayuda a calmar los dolores y la hinchazón que producen las infecciones urinarias.

29. NO CORTE LOS CALLOS O DUREZAS DEL PIE.

Aunque le tiente tirar la piel muerta, recuerde que este tipo de cirugía le puede provocar una seria infección. Incluso evite las gasas medicadas y los tratamientos rápidos que pueden causar ulceraciones en el callo y dañar el tejido sano que lo rodea.

30. PARA ALIVIAR JUANETES, ACUDA A LA SAL.

La sal para baño es mucho mejor que la inglesa para reducir la inflamación y el dolor en los juanetes. Aplique alrededor de ellos dos tazas de esta sal mezclada con un poco de agua tibia: sentirá un rápido alivio a sus dolores.

31. NO PINCHE LAS AMPOLLAS...

...salvo que estén en un lugar muy doloroso o un área de apoyo del cuerpo, como la planta del pie. Recuerde que una ampolla abierta estará expuesta a contraer cualquier infección.

32. SI, DE TODAS FORMAS, TIENE QUE PINCHAR LA AMPOLLA, HAGALO CON AGUJAS DE COSER ESTERILIZADAS.

Exponga la aguja al fuego hasta que enrojezca y luego déjela enfriar. Es aconsejable dejar la piel intacta, pues removerla podría traer más problemas. Luego desinfecte y cubra con una venda.

33. PARA EVITAR LAS AMPOLLAS, ELIJA ZAPATOS COMODOS.

Evite el calzado que le vaya muy justo o muy holgado, ya que el roce es la causa de la formación de ampollas.

34. PONGASE HIELO SOBRE LOS JUANETES.

A final del día, aplíquese una bolsa de hielo durante 20

minutos directamente sobre la zona del dolor. Esto lo ayudará a calmar el enrojecimiento de los nervios del pie que son los que producen el dolor.

35. LOS DOLORES MENSTRUALES TIENEN ALIVIO.

Utilice una almohadilla caliente: este método aplicado en la zona inferior del abdomen puede ayudar a promover la circulación sanguínea y aflojar los dolores.

36. CUANDO TOMA REMEDIOS HOMEOPATICOS LO MAS APROPIADO ES...

... tomarlos con el estómago vacío o en ayunas, es decir, por la mañana temprano, o bien inmediatamente antes de acostarse. No se los debe tomar durante el día junto con las comidas y es conveniente dejar pasar dos horas antes o después de las mismas. Con relación a si se los debe ingerir con o sin agua, no tiene mayor importancia.

37. NO DEJE LOS REMEDIOS HOMEOPATICOS AL SOL.

Tampoco los exponga al calor porque sus efectos pueden debilitarse o perderse del todo. Por la misma razón, no se los debe poner en contacto con metales. Una ventaja muy importante: los remedios homeopáticos no tienen fecha de vencimiento.

38. NO CREA EN EL MITO QUE DICE QUE LA HOMEOPATIA ES MUY LENTA.

Una de las críticas más frecuentes que se le hace a la homeopatía es que es un tratamiento que produce efectos después de mucho tiempo. Nada más alejado de la realidad, porque en su esfera de acción, es la vía más rápida y segura de curar. Lo que no hay que confundir es calmar con curar. La homeopatía no calma, por el contrario, pone de manifiesto el proceso estimulando su eliminación fisiológica para lograr la curación de manera suave y directa.

39. NO CONFUNDA TRATAMIENTOS HOMEOPATICOS Y NATURISTAS.

Si bien ayudan a la curación de muchas enfermedades, porque estimulan naturalmente las vías normales de curación y buscan la mejoría del paciente a través de la eliminación de toxinas y el reordenamiento de la fuerza vital, a los tratamientos naturistas les falta el medicamento diluido homeopáticamente y la similitud correspondiente.

40. OTRO REMEDIO CONTRA EL DOLOR DE CABEZA.

La combinación de una aspirina con cafeína puede ayudar a mitigar el dolor de cabeza. Por un lado, la aspirina da fuerza a los músculos de los tejidos más finos para que combatan las posibles inflamaciones y, por el otro, la cafeína contrae los vasos sanguíneos que al estar muy dilatados contribuyen a producir dolor.

41. DESPUES DE CUALQUIER LESION MUSCULAR REGRESE A SU ACTIVIDAD NORMAL GRADUALMENTE.

Si estaba acostumbrado a caminar 4 kilómetros por día, comience con uno. Cuando se sienta cómodo con este trecho alárguelo todos los días un poco, asegurándose de no sentir ninguna molestia, hasta que vuelva al ritmo que estaba acostumbrado a ejercitar.

42. PARA LAS DIARREAS INTENSAS CON DOLOR DE ESTOMAGO, UTILICE PASTILLAS DE CARBON.

Esta medicación afloja las contracciones de los músculos del intestino y, por lo tanto, calma inmediatamente el dolor.

43. PARA LAS HEMORROIDES, USE BAÑOS DE ASIENTO.

El agua caliente alivia el dolor y facilita la llegada de

sangre hasta el área. Permanezca en el agua caliente durante 15 minutos. No use baños de espuma o aceites porque pueden irritar los tejidos sensibles. La malva produce beneficios, puede agregar algunas hojas de esta planta al agua del baño de asiento.

44. ANTE UNA QUEMADURA, TENGA PRESENTE EL ALOE VERA.

Hasta los científicos se sorprenden y se preguntan por qué el aloe se convirtió en un remedio natural para algunas quemaduras superficiales. Preste atención a los productos que contengan aloe en su fórmula o incluya una planta en su balcón para utilizar en casos de quemaduras así como también de irritaciones cutáneas.

45. PARA SUAVIZAR LA PIEL, APROVECHE LAS PROPIEDADES DE LOS ALIMENTOS.

Aplique jugos frescos o pulpa de frutas sobre su rostro y mézclelos con otros ingredientes: yema de huevos batidos y una cucharada sopera de miel para la piel seca, o dos cucharadas soperas de levadura de cerveza o yogur natural para piel grasa.

46. PARA PROBLEMAS DE PIEL GRASA, LO MEJOR ES EL TOMATE.

Quienes sufren este problema deben pelar cuatro tomates maduros, aplastarlos y mezclarlos con el jugo de un limón y una cucharada de yogur entero. Aplicar sobre la cara y dejar durante diez minutos, luego enjuagar con agua fría. Ayude a controlar sus poros abiertos pasando la pulpa limpia de un tomate sobre la cara y luego enjuague.

47. PARA LA PIEL SENSIBLE, LO MEJOR ES LA ZANAHORIA.

Los tipos de piel sensible y alérgica se pueden beneficiar

con la pulpa de tres zanahorias mezcladas con una clara de huevo y una cucharadita de té de miel. Pruebe con otro preparado casero: espinaca hervida y licuada con una cucharada sopera de yogur entero y una gota de miel.

48. PARA REANIMAR UNA PIEL CANSADA Y OPACA.

Mezcle una palta con un poco de miel y coloque sobre su piel. Deje por unos minutos para permitir que los ricos aceites penetren. Luego enjuague.

49. PARA COMBATIR EL ACNE.

Coloque el jugo de una papa cruda sobre los granitos. El pepino también es un astringente suave y es bueno para todo tipo de piel.

50. PARA REDUCIR LAS OJERAS.

Cubra sus párpados con rodajas finas de papas crudas. Los resultados son sorprendentes.

51. HAGA PREPARACIONES FRESCAS CADA VEZ Y APLIQUELAS INMEDIATAMENTE.

Los resultados benéficos ocurrirán únicamente si las sustancias vivas de los vegetales frescos no se han oxidado por su exposición al aire.

52. PREPARE UNA LOCION NATURAL PARA LIMPIAR SU ROSTRO.

3 limones, 1 pepino, 1 naranja, 1 taza de agua de rosas y 4 tazas de alcohol son los ingredientes. Exprima los limones y la naranja. Combine con agua de rosas y alcohol. Procese o haga un puré con el pepino y cuélelo. Agregue el jugo de pepino a la mezcla. Aplique sobre su rostro y use motas de algodón para quitar la mezcla.

53. USE UNA LOCION DE LIMPIEZA PARA LIBERAR DE TOXINAS SU PIEL.

Mezcle 2 cucharadas de miel, 1 cucharada de jugo de limón, 4 cucharadas de agua de rosas y 5 cucharadas de alcohol. Mezcle los ingredientes y deje estabilizar la loción durante una semana. Aplique con motas de algodón.

54. PARA LA PIEL SECA, NADA MEJOR QUE UNA BUENA MASCARA.

Haga un puré de duraznos o damascos con la cáscara incluida. Mezcle con cinco almendras picadas y una yema de huevo. Aplique sobre la piel durante 15 minutos y luego enjuague con agua fría.

55. PARA PIEL GRASA, UNA MASCARA DE CLARAS DE HUEVO.

Bata las claras de dos huevos con perejil bien picado. Coloque sobre el rostro, deje durante 15 minutos y luego enjuague con agua tibia.

56. NUTRA TODA SU PIEL CON MIEL Y LIMON.

Media palta, 1 cucharada sopera de miel y media cucharada de jugo de limón son los ingredientes necesarios. Haga un puré con la palta. Agregue la miel y el limón. Aplique y deje 20 minutos sobre el rostro y luego enjuague con agua fría. Esta preparación es un baño de nutrición para tener una piel saludable.

57. NO GOLPEE EN LA ESPALDA A UNA PERSONA QUE SE ESTA AHOGANDO.

Si la persona puede toser, déjela sola. Golpear a una persona que tose en la espalda puede impedir la salida de aire.

58. TERMINE CON LA AFONIA.

Un remedio infalible y fruto de la sabiduría de la abuela, es el de triturar 100 gramos de apio (contiene magnesio, hierro, yodo, vitamina A, B y C); 1000 gramos de repollo (azufre, magnesio, potasio, calcio, vitaminas A, B1, B2). Una vez preparados los ingredientes, se licuan y se toman por la mañana en ayunas y otra vez antes de acostarse.

59. RECUERDE QUE, DE TODOS MODOS, LA MEJOR MANERA DE RECUPERAR LA VOZ ES EL SILENCIO.

Lo fundamental es no hablar -ni murmurar- durante 24 o 48 horas. Además, es efectivo utilizar un humidificador de aire, lo que permite mantener húmedas las cuerdas vocales. Cuando no lo están, las secreciones se espesan adhiriendo todas las sustancias irritantes del ambiente. Además, no olvide que lo más importante es respirar por la nariz.

60. USE ALMOHADAS SINTETICAS.

Estas tienen la gran ventaja de poder lavarse a altas temperaturas, lo que elimina las sustancias que causan la alergia.

61. UN BUEN CONSEJO PARA ASMATICOS.

Al llegar el invierno evite los cambios de temperatura. Si practica deportes, no respire por la boca durante lapsos prolongados.

62. SI TIENE CALLOS, NO INTENTE SACARLOS CON ELEMENTOS PUNZANTES.

En lugar de usar tijeras u hojas de afeitar, utilice todo lo que ablande el tejido calloso. Sumerja sus pies en té de manzanilla muy diluido para calmar el color y suavizar la piel.

63. SEA SU PROPIO PEDICURO.

Para aliviar los callos, muela 5 o 6 aspirinas, agregue una cucharadita de agua y otra de jugo de limón. Aplique esta mezcla sobre las zonas afectadas, luego coloque el pie en una bolsa de plástico y envuélvalo con una toalla caliente. Permanezca así durante 10 minutos. Luego quite el plástico y la toalla y pase una piedra pómez sobre las callosidades.

64. SI LE PICA LA CABEZA POR LA CASPA, SU ALIADO ES EL TOMILLO.

Prepare un enjuague haciendo una infusión con 4 cucharadas de tomillo seco en dos tazas de agua. Hierva durante diez minutos y luego deje enfriar. Vierta la mitad de la mezcla sobre el cabello limpio y húmedo, masajee suavemente y no enjuague.

65. CUANDO TENGA MAL ALIENTO, RECURRA A LA HERBORISTERIA.

Un remedio eficaz y de fácil acceso, es hervir durante un minuto en un litro de agua, 70 gramos de *Xanthium Spinosum*, conocido en las herboristerías con el nombre de *cepacaballo* o *rupá*. Colar y beber, siempre a temperatura media, de 2 a 3 tazas por día. Para hacer enjuagues bucales, utilice la misma infusión, agregándole 10 gramos de menta y 20 gramos de *Cola de caballo*. Otra fórmula es masticar hojas de acoro (se encuentra también en herboristerías y además sirve para dejar de fumar) o semillas de enebro.

66. PARA ALIVIAR HEMATOMAS, HAGA ESTE TRATAMIENTO.

Coloque hielo a intervalos de 15 minutos. Luego de 24 horas aplique calor para dilatar los vasos sanguíneos y mejorar la circulación de la zona afectada. La vitamina C también puede ser su aliada. Tome una dosis diaria.

67. SI SUFRE UNA LASTIMADURA EN EL GLOBO OCULAR...

El primer paso es la colocación de colirio anestésico. Esto calmará el dolor y permitirá ver si hay una herida o un cuerpo extraño fácil de extraer con una gasa esterilizada. Si hay lesión, es imprescindible acudir a un oftalmólogo.

68. SEPA COMO USAR UN REMEDIO PARA LA TOS EN FORMA EFECTIVA.

El momento indicado para usar este tipo de medicaciones es cuando la tos no permite a su hijo dormir bien. Recuerde también que este tipo de remedios producen somnolencia. Sin embargo, no hay que abusar de los antitusivos ya que la tos es un mecanismo protector, que permite la eliminación del mucus. Por lo tanto puede llegar a ser peligrosa la administración de grandes cantidades de estas medicinas. Si la tos persiste, consulte al pediatra.

69. PARA ALIVIAR A UN BEBE DE LA DERMATITIS DE PAÑAL.

Deje su colita al aire todo el tiempo que sea posible. Luego, una vez que lo haya higienizado, seque bien con un secador de cabello colocando un ungüento a base de óxido de zinc. Si utiliza pañales de género, luego de lavarlos enjuáguelos con una mezcla de 28 ml de vinagre cada 4,5 litros de agua.

70. USE JENGIBRE PARA LOS MAREOS.

Es un remedio casero con siglos de años de uso y sus beneficios ya se han constatado científicamente. Tome 2 cápsulas de polvo de jengibre para evitar descomposturas durante los viajes en barco o en avión.

71. PARA QUE NO LE HAGA MAL LA BEBIDA...

Beba despacio y con el estómago lleno. Tenga en cuenta que las mezclas con vodka son las menos peligrosas. Las peores son las de champagne, coñac y whisky y trate de evitar el ron y las bebidas colas porque aceleran el pasaje del alcohol al torrente sanguíneo.

72. SI SUFRE DE ALERGIA, EL AIRE ACONDICIONADO ES SU ALIADO.

Esto no significa exponerse al frío, sino aprovecharlo para neutralizar los efectos molestos del polen, moho o polvillo del medio ambiente.

73. PARA CALMAR LA INFLAMACION EN LOS PECHOS DURANTE EL CICLO MENSTRUAL, APLIQUE CALOR.

Doble un paño en cuatro y humedézcalo en aceite de ricino. Aplíquelo durante unos 40 minutos sobre la zona dolorida, cubra con un plástico y luego coloque una almohadilla calentada previamente con la plancha (o use una eléctrica). La temperatura debe ser tibia al principio y luego caliente. También es importante evitar el consumo excesivo de sal, ya que favorece la hinchazón.

74. PARA ALIVIAR LA RESACA, TOMESE SU TIEMPO.

Las consecuencias de haber bebido demasiado no pueden eliminarse rápidamente, pero sí se puede aliviar algunos de sus síntomas. Tome mucho jugo de frutas, ya que la fructosa (el azúcar de la fruta) quema el alcohol más rápidamente. También son beneficiosos las galletitas, la miel y el caldo, que ayuda a recuperar las sales y el potasio perdidos al beber. Tome también mucha agua para contrarrestar los efectos de la deshidratación que produce el alcohol. También se aconseja beber dos tazas de café, no más, porque su exceso intoxica.

75. TENGA CUIDADO CON LAS GOTAS DESCONGESTIONANTES PARA LA NARIZ.

Si las utiliza por más de cinco días estas medicinas pueden producir una reacción que hará que las fosas nasales se vuelvan a irritar otra vez.

76. CONTRA LAS VERRUGAS, EXISTEN MUCHAS SOLUCIONES.

Es efectivo aplicar vitamina A directamente sobre la piel (evite la ingestión oral, porque el exceso puede intoxicar). También resulta efectiva la vitamina C humedecida con agua y aplicada sobre la verruga, cubriéndola con un vendaje.

También es una solución eficaz colocar un pedazo de cinta adhesiva todos los días durante tres meses: ocultar la verruga, suele tener buenos efectos.

Otras sustancias que pueden ayudar con sólo aplicarlas directamente sobre la verruga son: vitamina E, aceite de clavo de olor, jugo de aloe vera, ajo, la cáscara de una banana y rodajas de limón remojadas en sidra.

77. PARA DESINTOXICARSE, APROVECHE LAS SIGUIENTES VERDURAS.

• *Repollo*: Para depurar su organismo hierva esta verdura y tome su caldo o coloque las hojas sobre su rostro a fin de controlar la grasitud.

• *Remolachas*: contienen sodio y calcio y eliminan toxinas. Las raíces de esta hortaliza ayudan a quemar grasas y contribuyen en la construcción de glóbulos rojos.

• *Zanahorias*: son ricas en vitaminas esenciales (el complejo B, así como la A, D, C, E y K). Tomar regularmente jugo de zanahorias lo ayudará a fortalecer la vista y limpiar su organismo.

• *Pepino*: es un diurético natural (quiere decir que contiene sustancias que aumentan el volumen de agua que los riñones pueden eliminar) y también estimula el crecimiento del cabello -contiene azufre y siliconas-.

• *Lechuga*: está llena de cobre, zinc, hierro y magnesio. Esto también significa que afloja los músculos y calma los nervios. Destile unas hojas de lechuga en agua hirviendo y tome un vaso antes de ir a la cama.

• *Radicheta:* es ideal para mejorar el aliento. Masque sus hojas después de las comidas. Otros suavizantes naturales del aliento son el berro y el perejil.

• *Berro:* es rico en sodio, calcio, hierro y vitaminas A y C. Su clorofila contiene una poderosa acción desintoxicante dentro del cuerpo. Como beberlo solo resulta demasiado amargo trate de combinarlo con otros jugos frescos de vegetales para mejorar su sabor.

78. PARA APROVECHAR MEJOR LAS VERDURAS AGREGUE ADEREZOS SENCILLOS.

Simplemente limpie, corte y sazone sus verduras con jugo de limón, pimienta, hierbas y unas gotas de aceite de oliva. De esta manera podrá sacar mayor provecho de esta rica fuente de vitaminas y minerales.

79. PARA RECUPERAR LA VITALIDAD, PREPARESE UN COCTEL DE VERDURAS.

Mezcle una medida de jugo de tomate, otra de jugo fresco de vegetales mezclados (elija sus ingredientes favoritos), un cuarto de medida de leche descremada y un huevo crudo. Agregue cuatro cucharaditas de té de perejil picado y una botella de agua mineral. Guarde en la heladera y bébalo cuando se sienta desanimado.

80. SI TIENE EL PELO DEBIL, FORTIFIQUELO CON ALCAUCILES.

Hierva durante algunas horas doce hojas de alcaucil en una taza de agua y utilice el líquido para masajear su cuero cabelludo cada noche.

81. PARA OSCURECER Y AGREGAR BRILLO A SU CABELLO USE UNA INFUSION DE CHAUCHAS.

La proporción debe ser cuatro cucharadas de agua hirviendo por una taza de una infusión de chauchas. Aplique la loción después del champú y antes del enjuague final.

82. CONSEJOS PARA RUBIOS Y PELIRROJOS.

Para aclarar el cabello agregue jugo de limón al agua de enjuague. Así logrará recuperar los reflejos dorados y rojos.

83. RECUPERE LA VITALIDAD DE SU PELO CON VINAGRE.

Para cualquier tipo de cabello, medio vaso de vinagre de manzana agregado al enjuague final le otorgará brillo y suavidad.

84. MINIMICE LAS MOLESTIAS DE LA SINUSITIS TOMANDO ALGUNAS PRECAUCIONES COTIDIANAS.

Para aliviar los problemas con los senos, beba varios vasos de agua al día. Evite tanto como le sea posible las exposiciones al polvo, polen, smog, y el humo del tabaco. Utilice rocío salino nasal antes de un vuelo en avión.

85. CUANDO COCINE, EVITE LAS COCCIONES LARGAS.

Trate de no cocinar por demás las verduras porque pierden sus valores nutritivos. Si utiliza productos ecológicos, aproveche el agua de cocción en sopas o salsas. Cuando utilice vegetales de origen desconocido, mejor tire el agua de cocción ya que en ella se concentrarán -a la par de las vitaminas y minerales- sustancias perjudiciales como pesticidas, nitratos, metales pesados, etcétera.

86. PARA MANTENERSE SANO, ELIJA SIEMPRE ALIMENTOS DE BUENA CALIDAD.

Un nutriente de estas características debe ser de estación, tener buen aspecto, no estar lastimado, lucir un color parejo, no poseer restos de pesticidas y la apariencia de haber sido cuidado durante su manipulación. Un buen alimento es aquel que conserva su vitalidad y está crudo.

87. TRATE DE ALIMENTARSE CON PRODUCTOS DE ESTACION.

Estos alimentos contribuyen a mejorar la vitalidad de quien los consume. No es lo mismo para el cuerpo, en cuanto al aporte energético, incorporar un alimento que corresponde a una época del año ya pasada y que estuvo mantenido en frío durante varios meses que elegir uno que sólo tiene algunas horas de extraido de la tierra o de la planta que le dio vida. Un alimento envejecido no puede dar la vitalidad que ya no posee.

88. TOME MUCHA AGUA.

Favorece la digestión, lubrica las articulaciones, regula la temperatura corporal, transporta los nutrientes que necesita el organismo y contiene flúor, esencial para endurecer los dientes y fortalecer los huesos.

89. NO SE AUTOMEDIQUE.

La autoprescripción es muy riesgosa. Consulte a su médico antes de acceder a medicamentos de venta bajo receta. Los fármacos de venta libre, sí pueden tomarse sin consejo médico siempre y cuando sea para el tratamiento de síntomas habituales, como analgésicos para el dolor, laxantes para la constipación o antitusivos para la tos y por no más de una semana.

90. EVITE LOS ALIMENTOS PROCESADOS.

La mayoría de estos productos tienen gran cantidad de azúcares y grasas, además de muchas calorías. La pizza, los panchos, los fritos, las facturas tienen un bajo valor nutritivo y además, son ricos en grasa, azúcar y sal. Si se reduce su consumo, disminuye el riesgo de engordar y sufrir enfermedades cardíacas.

91. PARA REDUCIR EL COLESTEROL, CONSUMA GERMEN DE TRIGO.

Este alimento es la parte reproductora de las semillas y esto lo hace portador de muchos nutrientes. Constituye una muy buena fuente de grasas benéficas que colaboran en la reducción del colesterol. Ayuda también a disminuir el riesgo de enfermedades degenerativas, como ateroesclerosis, cataratas y cáncer y colabora en la prevención del envejecimiento.

92. PARA AUMENTAR LA RESISTENCIA PSICOFISICA Y LA MEMORIA, TOME GINKO BILOBA.

Se presenta en cápsulas, que se elaboran a partir del extracto de las hojas del árbol homónimo, originario de China. Tiene poder antioxidante, evita el envejecimiento e incrementa la resistencia psicofísica y la capacidad de memoria y concentración.

93. PARA ESTIMULAR LA ACTIVIDAD NEURONAL Y LA FUNCION SEXUAL, ELIJA EL GINSENG.

Proviene de una raíz vegetal y se comercializa en cápsulas y grageas. Entre sus beneficios se encuentran su poder energizante, mejorar la memoria y prevenir la formación de colesterol en las arterias.

94. PARA LA ARTRITIS, USE CARTILAGO DE TIBURON.

Se obtiene de la pulverización de cartílagos frescos de tiburón y es una de las mejores fuentes de calcio y fósforo. También contiene aminoácidos e hidratos de carbono. Puede aplicarse en casos de osteoartrosis, artritis reumatoidea, retinopatía, inflamaciones intestinales, psoriasis, etcétera. Por su alto contenido de colágeno es ideal para pacientes con injertos de piel. No es recomendable para embarazadas o personas recién operadas.

95. COMBATA EL ESTRES CON MAGNESIO.

Es un energizante natural. Es muy bueno para revertir situaciones de estrés, cansancio y fatiga física e intelectual.

96. PARA DESCANSAR LA VISTA, HAGA EJERCICIOS DE YOGA.

Siéntese y apoye los codos en el respaldo de la silla, de manera que al tapar los ojos con las palmas, la cabeza permanezca erguida. Luego frote suavemente las manos contra los ojos. Los dedos deben estar cruzados sobre la frente.

97. PARA EL DOLOR DE GARGANTA, TAMBIEN ACUDA AL YOGA.

La postura del león es ideal para aliviar dolencias en la garganta, especialmente amigdalitis y faringitis. Se aconseja practicarla varias veces al día, nunca después de comer. Siéntese sobre los talones, con las manos en las rodillas. Inspire profundamente, saque la lengua y estírela, separe y levante los dedos de la mano. Al mismo tiempo, abra los ojos y tense todo el cuerpo, en especial, garganta y cuello. Mantenga la posición unos segundos y exhale.

98. COMBATA EL INSOMNIO POR MEDIOS NATURALES.

Escuche casetes de relajación, practique la respiración profunda del yoga o tome una cucharada de miel en una taza de agua caliente. También son recomendables las infusiones con hierbabuena, manzanilla, tamarindo, flor de Jamaica y limón.

99. PARA PREVENIR LA ANEMIA, ALIMENTESE ADECUADAMENTE.

Coma carne (porque es rica en hierro), tome vitamina

C (para mejorar la absorción del mineral faltante), evite la yema de huevo y beber té o café después de las comidas.

100. PARA TENER UÑAS SALUDABLES...

Aliméntese equilibradamente incorporando a la dieta pescado, lácteos descremados, legumbres secas, frutas y verduras. También es muy importante evitar el maltrato cotidiano de detergentes y sustancias cáusticas.

101. NO APLIQUE MANTECA, GRASA U OTROS COMESTIBLES SOBRE UNA QUEMADURA.

Estas sustancias se funden con el calor y pueden llegar a causar infecciones. Incluso no deben usarse banditas adhesivas o materiales mullidos como copos de algodón. Para las quemaduras menores baje la temperatura con hielo o agua fría, luego cubra la herida con una gasa estéril. No trate de autocurarse las quemaduras de tercer grado (que están achicharradas y blancas), las que son más grandes que un cuarto de billete en un chico o uno entero en un adulto y curar ningún tipo de quemaduras en bebés menores del año.

102. NO HAGA BAÑOS DE ALCOHOL PARA BAJAR LA FIEBRE.

Un baño de inmersión con agua tibia es más efectivo y además no tiene que inhalar sustancias nocivas.

103. NO LE DE ASPIRINAS A CHICOS MENORES DE 15 AÑOS PARA BAJAR LA FIEBRE.

En chicos que tienen una infección de la parte superior del tracto respiratorio o la garganta la aspirina puede causar el síndrome de Reye, una enfermedad rara pero potencialmente mortal. La droga más segura es el acetaminofeno.

104. NO INTENTE CALMAR LAS ULCERAS CON LECHE O BICARBONATO DE SODIO.

La leche alivia, pero las grasas, proteínas y especialmente el calcio que contiene estimulan la secreción de los ácidos estomacales. Y el bicarbonato de sodio usado con demasiada frecuencia puede provocar un exceso de sodio que aumentará la presión sanguínea y perjudicará al corazón.

105. NO CURE LA HIPOTERMIA (TEMPERATURA CORPORAL BAJA) TOMANDO ALCOHOL.

Haría mejor en llenar su botella de coñac con chocolate caliente. El alcohol dilata los vasos sanguíneos y de ese modo acelera la pérdida del calor corporal. También debería evitar llenarse de ropas pesadas o frazadas y pellizcar o masajear los miembros enfriados, porque si la temperatura corporal sube demasiado rápido se dilatarán los vasos sanguíneos cercanos a la piel bajando la presión sanguínea y además podría llegar sangre fría a órganos vitales. Mejor lleve a la persona a una cama caliente, cubra su cabeza, déle una bebida tibia no muy caliente si está consciente y si no tose ni vomita y procure ayuda médica. Un buen método para prevenir la hipotermia es usar un sombrero tibio, ya que casi el 20 % del calor corporal se pierde a través de la cabeza.

106. NO SE COLOQUE UN PARCHE SOBRE UN OJO INFLAMADO Y ENROJECIDO.

Si la irritación proviene de una infección bacteriana, el calor y la humedad que se concentra detrás del parche sólo servirán para incubar bacterias y empeorar las cosas.

107. COMO LIBRARSE DE LAS GARRAPATAS

No sólo los perros son perseguidos y atormentados por estos insectos, también le puede suceder al hombre (por ejemplo si tiene que permanecer inmóvil por horas acostado debajo de un árbol o sobre la hierba). Las garrapatas se anidan con la cabeza en la piel, nutriéndose de la sangre. Para evitar que puedan llegar a provocar una infección se debe «*ahogar*» al parásito con aceite de oliva (también se puede recurrir a la tintura de yodo, para sofocarlo). Luego quitar sus restos con una pinza. Lavar la parte afectada con agua y jabón y finalmente desinfectar con alcohol. Si en el transcurso de un mes se manifiesta fiebre, alguna erupción cutánea, dolores difusos, de cabeza u otros síntomas «*inexplicables*», será oportuno consultar a un médico. Las garrapatas son capaces de transportar un germen que puede llegar a provocar una enfermedad seria que debe combatir con más autoridad un profesional.

108. UN REMEDIO CASERO PARA EL PIE DE ATLETA

Si bien el pie de atleta es sólo un tipo de micosis, es la más común. Estos hongos producen una infección muy molesta y contagiosa, pero puede ser combatida con simples baños de agua tibia a la que se le agregaron 10 gotas de lavandina concentrada. También bastará una cucharada de un buen fungicida diluido en dos litros de agua para matar cualquier tipo de bacteria.

109. ¿COMO SE CURA UN MARTILLAZO EN EL DEDO?

El dolor se alivia y también la subsiguiente hinchazón, sumergiendo rápidamente el dedo accidentado en agua fría. Si se forma un hematoma, primero blanquecino y luego negro debajo la uña «*pínchelo*» con la punta de una aguja bien desinfectada. Aparecerá una gota de sangre y con eso desaparecerá el dolor y no se le caerá la uña.

110. EVITE LAS SUBITAS BAJADAS DE PRESION

Cuando baja la presión o la glucemia hay que comer algo dulce para que la glucosa nutra a los tejidos circulatorios y algo salado para que aumente la dilatación de la arteria y suba rápidamente.

111. CUIDADO CON LOS MAREOS AL LEVANTARSE

La sensación de desmayo (a veces hasta se produce la

caída) al levantarse de la cama por las mañanas se llama hipotensión ortostática y se produce por el brusco descenso de la presión arterial. Al ponerse de pie de golpe, la fuerza de gravedad lleva a que momentáneamente disminuya la presión sanguínea en el cerebro y se produzca el mareo. A las personas que sufren este inconveniente cada mañana, les conviene despertarse y abrir los ojos lentamente, estirarse, permanecer un poco en la cama y dejar las sábanas sin apuro.

112. ACOSTUMBRESE A NO TAPAR EL ESTORNUDO CON LA MANO.

Esto ayuda a propagar más los resfríos que ninguna otra cosa: concentra el virus en la mano para transferirlo a la primera víctima inocente que pase, a menos que se lave las manos con un jabón antiséptico. Adopte la costumbre de volver su cabeza hacia el costado y al piso en el momento de estornudar. Otra buena idea es cubrir la boca con un pañuelo descartable. Los resfríos se contagian más por la transferencia directa de los virus o por tocar manos contaminadas que por un estornudo aerotransportado.

113. APRENDA A SONARSE LA NARIZ CORRECTAMENTE.

No debe sonarse una fosa nasal por vez o de manera muy vigorosa. Para hacerlo adecuadamente hay que exhalar en forma suave a través de ambas fosas nasales al mismo tiempo. Sonarse muy fuerte puede forzar al material infeccioso a instalarse más profundamente en los oídos o senos nasales, de donde será más difícil desalojarlo.

114. SI TIENE LA NARIZ SECA...

Una ablución con una solución salina rehidrata inmediatamente la mucosa nasal. Si no la consigue en la farmacia puede prepararla en casa, disolviendo una cucharadita de sal en medio litro de agua tibia. Tome una pequeña cantidad de esta agua en la palma de la mano e inhale.

115. UN METODO PARA VENCER AL PANICO.

Según un estudioso americano, un buen método para contrarrestar a un ataque de pánico es el de contar al revés de tres en tres, partiendo de cien (100, 97, 94, 91, etc.). En casos más graves, hacerlo, pero de siete en siete, partiendo de 150. Probar para creer. Mal no hace.

116. APRENDA A DERROTAR LA ANSIEDAD.

Cuando ataca una crisis de ansiedad es bueno probar el «6-3-6», que consiste en inspirar lentamente por la nariz contando hasta seis. Contener luego la respiración mientras se cuenta hasta tres y finalizar espirando despacio, contando hasta seis. Repetir más de una vez.

117. UN ANTIGUO REMEDIO CASERO PARA LAS HERIDAS.

En el caso que se haya cortado y no tenga una pomada desinfectante o cicatrizante a mano, como remedio de urgencia recurra a cubrir la herida con azúcar o miel. Los microorganismos patógenos no sobreviven a la solución concentrada azucarada. Es un recurso que se utiliza desde hace siglos. Los primeros que lo usaron fueron los antiguos egipcios.

118. CUANDO TENGA LAS MANOS HELADAS...

Rotar enérgicamente los brazos provoca una rápida afluencia de sangre en las manos. El movimiento es útil para los que sufren ocasionalmente frío en las manos, sin una causa orgánica precisa o serios disturbios circulatorios.

119. LA ACELGA ES EXCELENTE PARA LA PIEL DAÑADA.

El agua de cocción de las hojas y tallos de la acelga es

un excelente calmante de paspaduras y también de picaduras. Tiene un moderado poder cicatrizante y colocado en compresas sobre la parte afectada, combate rápidamente el enrojecimiento de la piel.

120. CINCO IDEAS MAS PARA EVITAR EL CONTAGIO DE RESFRIOS EN LOS CHICOS

•Agua y jabón.

Es común que los chicos tiendan a poner objetos en su boca, lo que constituye una importante ruta de infección. Los expertos aconsejan limpiar bien cucharas, mordillos y especialmente botellas y alimentos que se coman con los dedos. Tome como hábito lavar las manos de su bebé (y las suyas propias) luego de cambiarle los pañales. Los chicos pueden poner sus manos en ellos y luego en sus caras, lo que puede dar origen a infecciones.

•Pañuelos descartables.

Cuando les gotea la nariz muchos chicos acostumbran a limpiarla con las mangas de sus camisas o el revés de sus manos, ambos focos importantes de gérmenes. Acostúmbrelos a que usen pañuelos descartables y si no los tienen encima, que se los pida a la maestra cuando sienta que su nariz comienza a gotear.

• Desinfección.

Limpie bien los elementos de juego del bebé. Si un chico babea un juguete, éste será contagioso por media hora o más. Por lo tanto, sería aconsejable limpiarlo antes de que otro niño lo tome entre sus manos.

• No tocar.

Cuando los más chicos tocan sus ojos y nariz facilitan la entrada de gérmenes. Los virus pueden ingresar al organismo a través de cualquiera de los pasajes del tracto respiratorio, hasta por los lagrimales, conductos que drenan en la cavidad nasal. La mayoría de las personas tocan su nariz, ojos y boca varias veces por hora. Cada quince minutos un resfrío tiene la chance de ganar terreno dentro del cuerpo.

- **No fume.**

No exponga a sus hijos al humo del cigarrillo. Esto puede dañar el revestimiento protector de la nariz, garganta y pulmones haciéndolos más vulnerables a los gérmenes del resfrío y la gripe.

Indice

TÍTULOS DE ESTA COLECCIÓN